ORIGINAL POINT PSYCHOLOGY

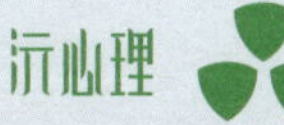

更新线粒体，根治慢性病

[美] 陈俊旭 著

华龄出版社
HUALING PRESS

北京市版权局著作权合同登记号 图字：01-2025-1927 号

图书在版编目（CIP）数据

更新线粒体，根治慢性病 / （美）陈俊旭著．
北京 ：华龄出版社，2025. 7. -- ISBN 978-7-5169
-3013-7

Ⅰ. R329.2；R442.9

中国国家版本馆 CIP 数据核字第 2025VD7088 号

策　　划　颉腾文化
责任编辑　貌晓星　　　　责任印制　李未圻

书　　名　更新线粒体，根治慢性病
作　　者　[美] 陈俊旭
出　　版
发　　行　华龄出版社 HUALING PRESS
社　　址　北京市东城区安定门外大街甲 57 号　　邮　　编　100011
发　　行　（010）58122255　　传　　真　（010）84049572
承　　印　文畅阁印刷有限公司
版　　次　2025 年 7 月第 1 版　　印　　次　2025 年 7 月第 1 次印刷
规　　格　880mm × 1230mm　　开　　本　1/32
印　　张　6.25　　字　　数　156 千字
书　　号　ISBN 978-7-5169-3013-7
定　　价　59.00 元

作者序

线粒体即将改写慢性病治疗史

大家曾想过，90%的慢性病都可以好转，甚至根治吗？

宇宙的运作有一定的原理和规律，就像苹果从树上掉下来、日出日落、海水潮汐，看似不相关的自然现象，要不是牛顿搞清楚了万有引力公式，人类便无法发射卫星，也无法登陆月球。

同样的道理，现代社会疾病泛滥，看似不相关的“四高”、肥胖、自体免疫性疾病、癌症、精神疾病，要不是搞清楚原来是线粒体出了问题，恐怕我们永远无法预防和治愈这些难缠的疾病。

这本书的编写，是我写过的14本书中，工程最浩大、观念最超前的。因为题材新颖、广泛，几乎没有医学教科书可以参考，但拜科技之赐，我参加了多场最新的医学视频会议，能够获取第一手的患者分享资料，更重要的是，可以足不出户，聚焦线粒体研究，精读至少500篇学术论文，勾勒出现代疾病的演变趋势，同时也看到未来医学的雏形。

虽然线粒体医学的发展还在起步阶段，但我们已发现大部分的慢性病在细胞层面原来有共通的成因，即多元醇途径被激活后经过代谢产生果糖和尿酸、有氧糖酵解过度活跃导致乳酸堆积、线粒体产生过多活性氧自由基而自我伤害。简单来说，就是高净碳饮食背离了人类几百万年来的饮食习惯，促使人类走向易胖体质、容易发炎、代谢障碍、大脑损伤、免疫系统紊乱、体能下降。再加上现代人的作息紊乱、接触的毒素泛滥、压力过大、运动不足，更是把线粒体运作逼到崩溃边缘，许多慢性病因此泛滥成灾，没有减缓迹象。

我从第一本书《吃错了，当然会生病》开始就提出“影响健康五大因素”（饮食、毒素、作息、压力、运动），再加上大家耳熟能详的“生命三要素”（空气、阳光、水），我们发现，要保持健康其实不难，就是要在这八大元素方面做到符合自然规律，如此一来，线粒体自然会健康，疾病也自然会减少。只可惜，现代人往往在这八大元素方面背离自然规律。在本书中，我们就从学术的层面探讨要怎么做才能呵护线粒体。

此外，我也从营养素、天然药物萃取、现代科技器材等方面，探讨如何更新线粒体。本书中提到的大部分疗法，都已在我自己和患者身上得到验证，最令我高兴的是，它们对抑制糖尿病和过敏相关基因的表达起到了显著作用。

我的身上带有强大的糖尿病基因，在书中我也提到，我从小就有许多相关症状，例如 11 岁开始有餐后犯困的现象、40 岁开始不能吃干拌面或全素，否则会有脑雾，于是开始拒喝橙汁与含糖饮料，50 岁后不得不开始实行无麸质和生酮饮食。虽然我可以通过“净碳 30”饮食法，维持头脑的清晰与血糖的平稳（空腹 110mg/dL，餐后 1 小时 125mg/dL，餐后 2 小时 110mg/dL），但若吃到米饭、水果等高净碳食物，餐后 1 小时血糖会飙升到 206mg/dL，餐后 2 小时为 167mg/dL。2023 年 7 月，我开始尝试本书中的一系列线粒体疗法，历时半年，竟然在吃完淀粉食物之后，空腹血糖87mg/dL，餐后 1 小时 140mg/dL，餐后 2 小时 110mg/dL，后来空腹血糖更是下降到 71mg/dL，这可是我 20 年来都没看到过的漂亮数字啊！

我的解读是，胰岛素抵抗或糖尿病的起因是线粒体损伤，通过更新线粒体，我抑制了糖尿病基因的表达。2023 年 11 月，我还发现 50 多年来对猫狗毛屑非常过敏的我，居然可以每天和狗生活在同一个屋檐下，即使在打扫满地狗毛时，也不会打半个喷嚏，这几乎是奇迹，等同于抑制了我的过敏基因的表达。目前我的身体还在持续改善中，常常有令人意想不到的惊喜，而这都是更新线粒体后带来的收获。

以上所说，都还不是本书最大的贡献。帮助最大的是，我用书中的方法，治愈了亲人的双相情感障碍。自从 1995 年离开台北荣民总医院精神部到美国工作后，我就决定一辈子不再走精神疾病治疗这条路，不是我不喜欢这个领域，而是走这条路没有成就感。主流医学对于精神疾病的治疗效果不彰，尤其是思觉失调症、双相情感障碍、妄想症。这些充满幻觉、无病识感的患者，基本上是一辈子治不好的，患者和家属必须终生饱受精神疾病的折磨，吃药只是控制外显行为，其实患者大脑里是非常痛苦的。

但是，哈佛大学医学院教授克里斯托弗・帕尔默博士使用的疗法，为精神医学开启了光明的未来。我根据他的准则，也就是血酮控制在 1.5mmol/L 以上，将其运用在美国诊所的患者身上，果真缓解了思觉失调症和双相情感障碍，而且无法控制的幻觉竟完全消失了。精神病患者可以在言行举止、大脑思考、生活能力等方面完全恢复正常，这是一个令人欣喜的事实，可以拯救全球约

10 亿人脱离苦海，若非亲眼所见，实在难以相信。其实，原理很简单，因为精神疾病就是代谢病，问题出在线粒体上。

不只是精神疾病，当今社会 90% 的慢性病都是代谢病，只要利用本书的方法，逐项检视影响线粒体的因子，并加以调整，就可缓解疾病。如果想要快速见效，将血糖血酮比（GKI）控制在 3 以下，对癌症、失智症、帕金森病、精神疾病，都有很好的效果；控制在 3～6 之间，可以缓解胰岛素抵抗、糖尿病、肥胖、心脑血管疾病；控制在 6～9 之间，可以促进健康。

爱因斯坦曾在 1937 年说过："创造一个新理论，不像夷平一个旧谷仓，在原地盖一栋摩天大楼，而是像爬上高山，看到更新、更广的视野，发现以前未曾料想到的联结。"今天，许多养生保健法、另类疗法、自然医学疗法，都在理论基础上有了强大的联结，原来它们都以保持线粒体健康为基础，换言之，只要线粒体健康，身体就会健康。

线粒体医学即将改写慢性病治疗史，因为我们终于看清疾病成因，诞生了"大一统"理论。我很庆幸生于这个时代，虽然药物和手术对治疗泛滥成灾的慢性病成效不佳，但从线粒体的角度，我们看到了解套的途径，各种疾病既然因为线粒体失衡而出现，我们就可以通过改善线粒体功能而将之治愈。

在实际执行层面，第一件事是，实行低净碳饮食，关闭肥胖开关、启动细胞自噬、消除僵尸细胞、激活单磷酸腺苷活化蛋白激酶（AMPK）途径、活化长寿蛋白，减少葡萄糖、果糖、尿酸对线粒体的伤害。第二件事是，通过运动、维持血酮水平正常、保证充足睡眠，促进线粒体的生成。第三件事是，补充抗氧化剂、解偶联剂、谷胱甘肽前驱物，来中和线粒体自由基，并提升该有的功能。第四件事是，如果可能的话，通过接地、脉冲式舒曼波、低能量光疗法，提高细胞膜和线粒体膜的膜电位，这么做可节省线粒体能量，再者也可全面提升细胞功能。当然还有很多治疗细节无法一一详述，必须见招拆招，但我必须强调，本书不仅可以启发认知，更是一本实战手册，帮助每个受病痛困扰的人恢复健康。

每个人都想要一辈子健健康康，但生病在所难免，尤其当疾病发生在自己或心爱的人身上时，那种无助与折磨，外人无法体会。我从小得过好几种主流医学束手无策的病症，所以深知健康的重要，也感谢上天让我有机会从自然医学和中医领域寻找对策。这 30 多年来，我几乎每天都在寻找治疗病痛的方法，这本书可谓是呕心沥血之作，可以直捣病灶，有四两拨千斤的效果，它帮了我很多，也希望对广大读者有所助益。

成书仓促，若有错误或不足之处，也烦请赐教。

最后，祝大家健康平安，幸福快乐！

陳俊旭

自然医学执业医师

写于美国华盛顿州

目录

第一部分　人为什么会生病?

第二部分　改变生活，更新线粒体，缓解 90% 疾病

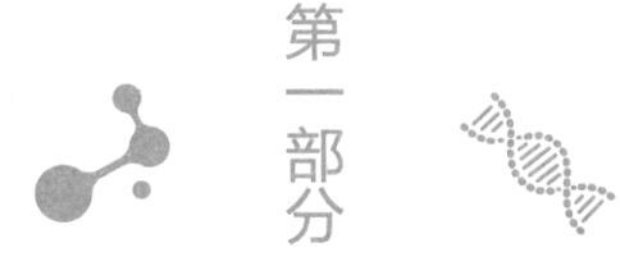

第一部分

人为什么会生病?

人类祖先在原始自然环境中繁衍生息了漫长岁月，展现出惊人的体力、耐力和卓越的整体健康；反观现代人的生活，三餐丰盛、出门搭车、整天坐着、不必打猎、动辄吃药、毒素泛滥、污染严重、压力超大、竞争激烈，再加上摄取精制食品，食品充斥添加剂，而且不与地面连接、深夜还不睡觉，我们的身体其实承受很大的摧残，也因此，在我们祖先身上少见的各种慢性病开始泛滥。

究竟是什么原因造成这两者的差异？为了搞清楚这个问题，我读了至少 500 篇论文，最终让我看清楚现代人生病的真正根源，并且生病其实都是可以避免的，而这个关键就是细胞中的线粒体。

在第一部分中，就让我们先来看看，这些疾病究竟和线粒体有什么关系。

第 1 章
线粒体是什么？

大家有没有想过，动植物为何会生长，海水拍打礁石为何会激起浪花，电为何会流动，东西为何往下掉，水蒸气为何往上升，照到阳光时为何会觉得温暖？当然，学过物理的人会说，那是因为动能、电能、势能、光能、热能……但这个“能”是什么？我在这一章中将告诉大家身体的“能量”从何而来，事实上，能量之间是可以互相转换的。

以走路为例，走路是通过双脚的肌肉收缩实现的，而肌肉收缩是因为肌纤维变短，肌纤维变短是因为其中的两种蛋白——肌动蛋白和肌球蛋白滑动，这个滑动的动作需要能量，而之所以有能量，就是因为 ATP（三磷酸腺苷）[①] 分子解离出磷酸基团。一个 ATP 分子中有三个磷酸基团，当解离出一个磷酸基团时，能量就可以释放出来，去滑动那两种蛋白。磷酸基团从 ATP 中解离出来时，释放出来的能量转移到肌纤维中，就好像风力发电一样，让风的能量转换成电。

我们之所以要摄取食物，就是要把食物中的能量转换到我们

① ATP 是一种核苷酸，作为细胞内能量传递的“能量货币”，可以储存并传递化学能。

全身的细胞中，让细胞正常工作，而细胞中把葡萄糖、脂肪酸、氨基酸变成 ATP 的地方，就叫作线粒体。

线粒体可制造出全身所需能量

换句话说，线粒体这个细胞器就是细胞的能量工厂，全身上下所需要的能量，大多是在线粒体中制造的。在我们吃下米饭或面包之后，淀粉会在小肠里被分解成葡萄糖，然后被肠壁细胞吸收进血液，血液把葡萄糖送到全身各细胞中，此时胰脏会分泌胰岛素，命令细胞膜打开洞孔，让葡萄糖进入细胞。葡萄糖在细胞质内先转换成丙酮酸（此过程会产生部分 ATP），丙酮酸再进入线粒体中，与氧气结合，把磷酸基团接到 ADP（二磷酸腺苷）[①] 上面，变成 ATP。

除了红细胞以外，人体每个细胞（如图 1–1 所示）中都有线粒体，在比较耗能的细胞中，有较多的线粒体，例如脑细胞、肝细胞、肾细胞均有多达 2000 个线粒体，而比较不耗能的白细胞中大约只有 500 个。由于线粒体会融合，所以计算一个细胞中含有几个线粒体有时并不实际，用体积计量可能比较恰当。线粒体在骨骼肌的肌细胞中大概占 3%～8%，在肝细胞中占 20%，在心肌细胞中则占 35%～40%。

我们身上的每个细胞中都有染色体，它由 DNA 和蛋白质组成，DNA 中编码特定功能产物的片段，称为基因，上面携带了遗传密

① ADP 是由腺苷和两个磷酸基团连接而成的核苷酸，是代谢中的重要有机化合物，对细胞中的能量流动至关重要。

码，所以基因不同的人长得不一样。线粒体自己也有一套 DNA，其片段和组成，与细胞核中的 DNA 完全不同，人体细胞核里面的 DNA 中有 2 万～2.5 万个基因，总共约 30 亿个碱基对，而线粒体中有 37 个基因，里面有 16 569 个碱基对。

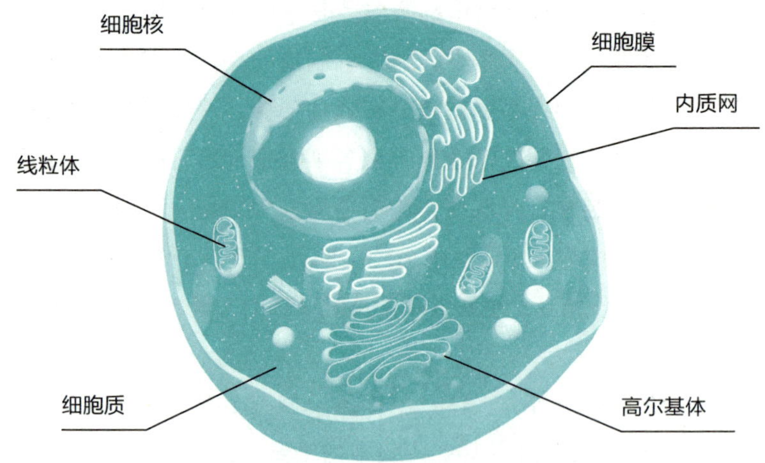

图 1-1　人体细胞示意图

注：细胞外面有一层细胞膜，里面有细胞核，细胞核与细胞膜之间的空间是细胞质，细胞质中有各种细胞器，而线粒体就是细胞器之一。

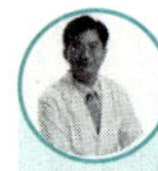

陈博士小讲堂

线粒体是怎么来的?

线粒体的 DNA 形状和功能像极了细菌，科学家坚信，在 15~20 亿年前，一种 α- 变形菌纲细菌（与立克次氏体近缘）被原始真核细胞吞噬，逐渐演化为线粒体。宿主细胞为其提供营养，而线粒体通过氧化磷酸化产生能量（ATP），成为细胞的“能量工厂”。这种细菌在动物的身上就是线粒体，植物的身上则同时具有线粒体和叶绿体。

这是一个极度精巧的设计，也是发生在真核生物体内的戏剧性大融合。相信创造论的人，可以合理解释这个大融合就是造物主所创造的；相信演化论的人，则应赞叹并质疑怎么会有这么巧的奇异点[①]，让整个生物界突然大跃进。

不管是条状外观，还是基因环状结构，线粒体都长得很像细菌，所以学者认为，线粒体是几十亿年前的细菌，进入动植物细胞中与其共生的结果。不管是不是如此，长久演化下来，线粒体已经和动植物细胞完美共存，扮演着非常重要的角色。

ATP 如何扮演能量货币的角色?

线粒体在 1857 年被发现，直至 20 世纪确认其主要功能是产生能量和细胞代谢。葡萄糖在细胞质中转换成丙酮酸和还原型烟酰胺腺嘌呤二核苷酸（NADH）以后，进入线粒体的柠檬酸循环和电子传递链，以产生 ATP。

把电子从 NADH 和 FADH2（还原型黄素腺嘌呤二核苷酸）传递到氧分子上，这个动作会产生能量，使得 ADP 结合一个磷酸基

① 所谓的奇异点（singularity）就是发生一个难以解释的转折点，让生物或宇宙产生空前且无法回头的大进步。

团，变成 ATP，这整个过程就叫作氧化磷酸化。以上表述虽然有点复杂难懂，却很关键，读者不一定要追究细节，只须了解，ATP 是一种能量货币，具备能量，当它被送到身体任何一个角落，变成 ADP 和 AMP（单磷酸腺苷）[①] 的时候，就会释放能量，这一点千万要记住。就好比你的钱包里有 3 千元现金，你可以去店里买商品、到餐厅里用餐、搭出租车、住宿，花了 1 千元之后，你还剩 2 千元，如果再花 1 千元，你就只剩 1 千元。这些商店认的是现金——在身体中，这个现金就是 ATP，全身细胞的运作靠的就是 ATP 这个能量货币，而这个货币的能量是来自食物被消化吸收后，送到线粒体中转换而来的。

另外，身体还有一种货币叫作 NAD，这种货币很重要，也有许多不一样的功能。最近比较热门的议题就是，NAD 进入细胞核后，会活化长寿基因，合成长寿蛋白沉默信息调节因子 2 相关酶 1（SIRT1）到沉默信息调节因子 2 相关酶 7（SIRT7）去修复受损的 DNA。

哈佛大学教授大卫·辛克莱通过老鼠实验证实，补充 NMN（β-烟酰胺单核苷酸）[②] 可以提高细胞内 NAD 的浓度，并达到逆转老化的效果。老年鼠的外观、毛发、体能、生理功能，都在补充 NMN 几个月后，回到年轻鼠的状态。实验结果震撼了抗老化医学界，并掀起一阵 NMN 营养补充品的风潮。我自己和美国诊所的患者也亲身体验到不错的疗效，有兴趣的人请参考拙作《启动身体

① AMP 是一种在核糖核酸（RNA）中发现的核苷酸，由磷酸盐官能基、戊糖核糖及碱基腺嘌呤所组成。

② NMN 是一种可以在人体内转化为 NAD+ 的成分，而 NAD+ 是一种辅酶，与健康息息相关。

的抗老系统》。

线粒体除了是“能量工厂”，还能操控身体运作

线粒体产生的能量可以供应全身100万亿个细胞使用，重要性不言而喻。这些能量，不仅会让人感到全身充满能量、精力充沛，还让大脑可以思考、心脏可以跳动、肺脏可以呼吸、肝脏可以解毒、手脚可以活动、激素得以分泌、白细胞可以杀菌……全身所有功能的发挥，都必须依赖线粒体产生能量。

不仅如此，近年来越来越多的证据显示，线粒体的功能远超我们的想象，几乎山包海汇，甚至可以解释所有以前我们不清楚的生理运作与疾病成因。如果把人体比喻成一座城市，每个细胞就像在街道中穿梭的汽车，我们以前一直以为线粒体就像汽车的引擎，把汽油转成动力，所以生物学上一直说线粒体是细胞的“能量工厂”，但现在我们发现，其实线粒体更像是汽车的驾驶员，它除了通过踩油门和刹车来控制车速，掌握方向盘控制行车方向、打转向灯告诉邻车要转弯，还要能够紧急应变，当然也必须遵守交通规则。

整体而言，我们可以把线粒体的功能归纳如下。

功能1：通过有氧呼吸提供能量

线粒体在产能方面，会通过电子传递链，进行有氧呼吸，最终任务就是把ADP加一个磷酸基团，让它变成ATP，然后送出线粒体，在细胞质中使用，所以我们称ATP为“能量货币”。当其他构造使用这个ATP时，它就会变成ADP。所以我们可以想象成，细胞中的线粒体会到处收集ADP，把它变成ATP，仿佛是资源回

收者把垃圾变黄金一样。

心肌细胞和脑细胞是全身最需要能量的地方，所以其中的线粒体大约占细胞体积的 40%之多。试想，如果细胞的 ATP 产能跟不上，那么细胞的功能该如何正常发挥？不必要的代谢物可能会开始累积，该有的功能会出现衰退，甚至完全失去。再者，新冠病毒或疫苗所产生的棘突蛋白，如果侵犯心肌细胞、脑细胞、胰岛 B 细胞、免疫细胞，会不会损伤其中的线粒体，而造成心脏疼痛、脑部疾患、糖尿病、免疫疾病呢？

功能 2：维持细胞膜电位

每个细胞都有膜电位，也就是细胞内的电位比细胞外低几十毫伏特。正常细胞的膜电位在负 70 毫伏特到负 100 毫伏特之间。这个负电位是由钠、钾、钙和其他离子的进出所形成的，而维持这个负电位需要的能量就来自线粒体。一个人生病的时候，细胞膜电位约为负 50 毫伏特，而癌细胞的膜电位只有负 20 到负 30 毫伏特左右，所以仅从维持膜电位的角度来看，就知道线粒体有多重要。

功能 3：维持钙离子浓度

细胞内的钙离子浓度对细胞的功能极为重要：浓度高时，细胞正常运作；浓度低时，细胞停止运作。在某些特殊情况下，必须让细胞暂停运作，就像开车有时要踩刹车一样，不能老踩油门，否则就会发生事故。而线粒体会通过钙离子通道来维持细胞内的钙离子浓度，保持细胞运作正常。以双相情感障碍为例，患者明明是脑细胞能量不足，之所以会出现夸大妄想或脑筋转不停的症状，就是因为有些脑细胞的钙离子通道受到失衡线粒体的影响，无法关闭。

功能 4：调节免疫反应

线粒体和免疫细胞的运作息息相关，当一个细胞处在高度生理压力之下，细胞内的线粒体片段或成分会被释放到细胞外，这个成分被视为一个危险信号，会激发身体的慢性发炎。和 100 年前的人相比，现代人的免疫系统显得相当混乱，过敏疾病、自体免疫性疾病、癌症等非常普遍，许多研究正在探讨这是否和线粒体功能障碍有关，等时机成熟，便可解说清楚。此外，科学界也发现，伤口的修复非常复杂，而且明显区分为几个阶段，到底一个细胞怎么知道何时要进入下一个阶段，目前细节还未可知，而线粒体可能就是控制这些步骤的关键所在。

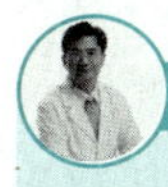

陈博士小讲堂

降胆固醇药物为何会引起副作用？

心肌细胞体积的三分之一都是线粒体，可见心脏真的是一个很忙碌、很需要能量的器官，也无怪乎吃降胆固醇药后，最常见的副作用是肌肉疼痛，尤其是心脏功能会变差。

这是因为他汀类药物在阻止胆固醇合成时，也会阻碍辅酶 Q10 的生成，而 Q10 是线粒体中电子传递链复合体 Ⅰ 和复合体 Ⅱ 里的关键成分，一旦缺乏，线粒体的产能就会不足，而心肌细胞一旦产能不足，心脏当然就容易出现问题。

所以，临床上我不赞成使用他汀类药物，而建议使用纳豆激酶、蚓激酶、红曲、鱼油、大蒜、山楂来替代。万一真的迫不得已使用降胆固醇药物，我也会强烈建议补充辅酶 Q10，避免产生一系列副作用。

功能 5：调节压力反应

人生中不可能没有压力，压力可区分为生理压力和心理压力。生理压力包括饥饿、感染、缺氧等，至于心理压力，我想就不用我多说了，现代化社会中特别多。哥伦比亚大学教授、线粒体研究专家马丁·皮卡德认为，线粒体会根据心理压力调节神经内分泌、新陈代谢、发炎反应、转录因子，其中的复杂度可能还要一段时间才能厘清。但动物实验已经初步证实，简单更改线粒体的基因，就可明显改变压力反应，包括皮质醇浓度、交感神经活跃性、肾上腺素浓度、发炎程度、代谢指标、下丘脑基因表现等（在后文中我会进一步说明情绪对线粒体的影响）。

事实上，适度的压力，对身体是有帮助的，不过当压力过大时，却会影响能量代谢和基因表现。在细胞层次会有两种结果，比较好的是进行细胞凋亡，也就是线粒体会启动细胞自行瓦解死亡；但有时连凋亡的能量都没有，那就直接让受损细胞变成僵尸细胞，或称衰老细胞，这些细胞明明已经失去功能，却占着位置，甚至还会分泌一些物质，让周边细胞跟着发炎。

功能 6：合成激素

人体中分泌激素的细胞需要比较多的能量，所以也深受线粒体影响，尤其是肾上腺皮质醇、雌激素、睾固酮。很特别的一点是，启动合成这三种激素所需的酶，只存在于线粒体中；更奇妙的是，其他细胞的线粒体上，还会有这些激素的受体。

功能 7：通过活性氧自由基传递信息

线粒体在产能过程中会产生活性氧自由基，而线粒体自己又会合成抗氧化剂来中和它，这些自由基在细胞内信息传递过程中，扮演着极为重要的角色。例如 2016 年《自然》杂志有文章表明，活性氧自由基是细胞产热和耗能最主要的调节者，这和老化及许多疾病有极为密切的关系，而过量的活性氧自由基又会造成线粒体和细胞的损伤，进一步导致发炎、老化和各种疾病。

由于线粒体的 DNA 与活性氧自由基频繁接触，所以很容易受损。我在本书中一再强调，线粒体这种自我伤害，是绝大部分疾病的根源。而解决之道，就是让线粒体适时地自行制造适量的抗氧化剂，以中和过量自由基。

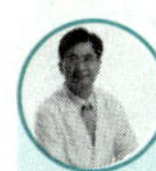

陈博士小讲堂

什么是自由基?

我们常听到“自由基”这个名词，例如，自由基会破坏身体健康，让身体发炎或老化，甚至得癌症。但我想大部分人应该都不曾好好了解自由基到底是什么，为什么它很“自由”，又为什么它有杀伤力。

在化学上，自由基指的是能独立存在且具有一个或一个以上不成对电子的离子、原子或分子。每个原子都是由原子核和电子云构成的，而电子云需要有成对的电子才会稳定。自由基因为有不成对的电子，所以非常不稳定，会去跟其他分子发生反应，抢夺对方的电子。被抢走电子的分子又变成不稳定的自由基，然后再去抢夺其他分子的电子，形成更多自由基，这就称为“自由基连锁反应”。所以，生物体内正常的构造或分子，碰到自由基就会被破坏。

漂白水之所以可以漂白衣物，过氧化氢之所以可以消毒伤口杀菌，就是利用自由基来和色素起反应或杀菌。身体若有伤口或遭到外来物入侵，就会吸引白细胞过来，释放自由基来杀菌；细胞中如果有外来物或受损的胞器，溶酶体也会吞噬它们，释放自由基将它们溶解；巨噬细胞吞噬癌细胞或受感染的细胞，靠的也是自由基。

自由基的来源有自行合成和外来两种。例如，线粒体中的电子传递链在产生能量时，就会产生活性氧自由基，熬夜、压力也会产生自由基。当我们吃油炸物、防腐剂、过量饮酒，或接触酸雨、杀虫剂、除草剂、清洁剂、紫外线、放射线、细颗粒物（PM 2.5）、水污染时，都会产生自由基。

功能 8：调节细胞成长和分化

人类全身的细胞都源自干细胞，但变成心肌细胞、脑细胞、骨细胞，都是细胞分化的结果。每个细胞的成长和分化会受到特殊基因的控制，在适当的时间和地点，变成该有的模样，当然其中也牵涉到很多信号传递。以前科学家以为，线粒体只是在提供能量方面影响细胞成长和分化，但近年来，研究发现远不止于此，线粒体会通过调整钙离子浓度来影响细胞成长，而当线粒体融合的时候，会将信息传递到细胞核中启动基因的表达。实验证实，如果不让线粒体融合，细胞就无法成长。总之，当线粒体功能有障碍的时候，细胞便不能正常成长与分化。

功能 9：启动细胞自噬

自从细胞自噬这个获得了 2016 年诺贝尔奖的主题被提出后，

大家才渐渐知道这个功能的重要性，线粒体当然也参与其中。线粒体产生活性氧自由基和其他代谢产物时，会启动细胞自噬，而当线粒体受损严重时，也会自己启动线粒体自噬，产生新的线粒体来取代它。

功能 10：启动细胞凋亡

细胞自噬是将细胞内的受损构造进行分解，回收使用，但若细胞受损严重，就会产生两种反应，不好的反应叫作细胞坏死，通常发生在严重缺氧或感染，例如心肌坏死、脑栓塞等时。另外一种比较好的反应叫作细胞凋亡，可以让身体老旧细胞进行更换，避免影响身体功能，甚至演变成癌细胞。人体每天约有 100 亿个细胞进行细胞凋亡，被新细胞所取代。

长久以来，科学界一直以为细胞核基因掌控着细胞凋亡的程序，但事实并非如此，是线粒体在掌控。当线粒体感受到高度压力而累积大量活性氧自由基时，线粒体会开始衰退，并释放出细胞色素 C 这种蛋白质，启动有“杀手蛋白酶”之称的胱天蛋白酶，然后开始分解和回收各种构造，直到细胞死亡为止。

细胞自噬和细胞凋亡听起来类似，却有着不同的机制和目的。自噬好比是修理汽车零件，让老车还能继续行驶，但凋亡是把整辆车送往废车厂拆解，虽有些零件还可以回收使用，但这辆车已经报废，必须重新买一辆车来使用。

功能 11：在神经传导物质的制造、分泌、调节方面扮演关键角色

神经和神经之间，或和全身其他细胞之间，是通过神经递质来传递信号的，而线粒体在神经递质的制造、分泌、调节过程中

也扮演着非常关键的角色。神经细胞中的线粒体，可协助产生乙酰胆碱、谷氨酸、去甲肾上腺素、多巴胺、GABA（γ-氨基丁酸）、血清素等，然后送到液泡里面储存。液泡通过能量游走到神经轴突，当细胞膜电位和钙离子通道被去极化时，液泡就释放这些神经递质。奇妙的是，这些神经递质作用到目标上之后，还会被回收到原来的轴突末端，准备下次再分泌，而其中每个小步骤都很需要能量。

事实上，这种轴突末梢和目标所构成的单位，在生物学上叫作突触，里面含有充足的线粒体。线粒体在神经传导这个功能上其实相当复杂和重要，甚至神经递质还会回过头来调节线粒体的功能、生产和成长，实在太奇妙了。

功能 12：调节基因表现

科学界向来以为，全身每个细胞的运作都会受到细胞核中基因的控制，但最近发现事实根本不是如此，而是受到表观基因组的控制。事实上，表观基因组的变化会调控线粒体的功能，线粒体也会影响表观基因组的表现，这种双向调控对细胞的生理功能、代谢适应和疾病进程具有深远影响。

线粒体可以通过好几种途径将信号送到细胞核，和细胞核DNA进行双向沟通。例如通过转录因子组蛋白H1来调节基因表现；以活性氧自由基启动Rph1p（酵母菌去甲基化酶）来调节基因表现，达到延长寿命的效果；在压力环境下分泌GPS2（G蛋白通路抑制物蛋白2抗体）进入细胞核，启动线粒体再生；在压力环境下分泌MOTS-c（线粒体衍生肽）和细胞核DNA结合，产生抗氧化效果。

马丁·皮卡德教授进一步发现，操弄线粒体基因会导致线粒体失衡，产生更多表观基因的问题，而且涉及整个细胞的基因表达。当细胞内全部的线粒体都失衡时，该细胞一定会死亡。实验证实，线粒体不只和产能相关的基因表达有关，而是和细胞所有的基因表达有关。

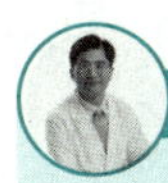

陈博士小讲堂

什么是抗氧化剂?

能够中和自由基的物质，叫作抗氧化物或抗氧化剂。抗氧化物也有自行合成和外来两种，体内抗自由基的第一道防线是超氧化物歧化酶，可以保护细胞避免被氧气氧化。谷胱甘肽过氧化物酶和过氧化氢酶可以在细胞质里把过氧化氢自由基还原成水和氧气。

饮食中的维生素 C、维生素 E、锌、硒、植物生化素（例如天然黄酮、花青素、槲皮素、橙皮素、儿茶素、芹菜素、茄红素、辣椒红素、蒜素、萝卜硫素、异硫氰酸盐、吲哚、绿原酸、没食子酸）都是常见的天然抗氧化剂。此外，鱼油中的 Ω-3 脂肪酸可抑制脂质氧化，发酵食品中的益生菌也有抗自由基的效果。

一般来说，自由基和抗氧化剂的基本定义就是这样。接下来，我再来说明它们在线粒体中到底如何运作。

第 2 章
线粒体为什么会受损?

100 多年来，我们天真地以为线粒体只是细胞里一个产能的细胞器，没想到近年来发现它的功能非常多且复杂，几乎跟全身的运作都有关系。在包罗万象的线粒体功能中，最令我感到好奇的是，线粒体怎样通过转录因子和表观基因，和细胞核里面的基因进行双向沟通，以关闭或开启基因的表达。请注意，不是单向，而是双向沟通，但转录因子的种类不少，作用机制过于复杂，研究报告也还不够多，所以目前难以一窥全貌，或许可以等到 10 年之后再来做全盘分析。

线粒体容易发生突变

线粒体对健康如此重要，却很容易发生突变，影响身体健康，主要原因为以下几点：

1. 缺乏组蛋白：细胞核 DNA 有组蛋白可以保护结构的完整，不受环境的破坏，但线粒体 DNA 没有。

2. 修复机制有限：线粒体 DNA 不像细胞核 DNA 有完善的修复机制。

3. 太靠近自由基：由于线粒体产能时会制造大量活性氧自由基，很容易误伤内部的 DNA，导致突变。

4. 复制频率高：线粒体 DNA 的复制跟细胞核 DNA 不同步，而且频率高出很多，能量需求更多，例如在运动或有压力时，复制会特别频繁。

5. 缺乏重组机制：细胞核 DNA 重组时，会有纠错机制，但线粒体 DNA 没有。

线粒体本就容易发生突变，偏偏现代人的生活远离自然，又让线粒体深陷受损的危机之中。

高糖饮食产生过多自由基

线线粒体是细胞的“能量工厂”，通过有氧呼吸产生 ATP，为生命活动提供能量。若线粒体功能完全丧失，细胞将因能量耗竭而死亡。氰化物之所以有剧毒，就是通过抑制线粒体电子传递链的细胞色素 C 氧化酶，阻断氧气与氢离子的结合，使有氧呼吸中断，ATP 合成停止。这一过程可在数分钟内导致全身细胞能量供应崩溃，最终引发死亡。

线粒体对人体的重要性，就像引擎对汽车一样。引擎没有运作，汽车就动不了；引擎若发生故障，汽车也就无法顺利上路。再者，如果汽油的质量不好，引擎燃烧不完全，也会产生废气。

同样的道理，线粒体中的燃料也有优劣之分。酮体是高级能源，提供较稳定和持久的能源，不容易产生自由基，所以不会污染细胞。而葡萄糖变成丙酮酸进入线粒体内燃烧时，能在短时间内提供能量，却会产生大量活性氧自由基。一般来说，细胞进行有氧呼吸时，有 2%～3% 的氧气会变成活性氧自由基。少量的活性氧自由基对细胞有益，可以作为传递信号之用，但量大时，会对线粒体、细胞质、细胞核、细胞膜产生伤害，导致一系列疾病的出现。近十年来，很多研究已经陆续确定线粒体 DNA 的氧化性损伤及突变，是人体老化与出现疾病的重要因素，如图 2–1 所示。

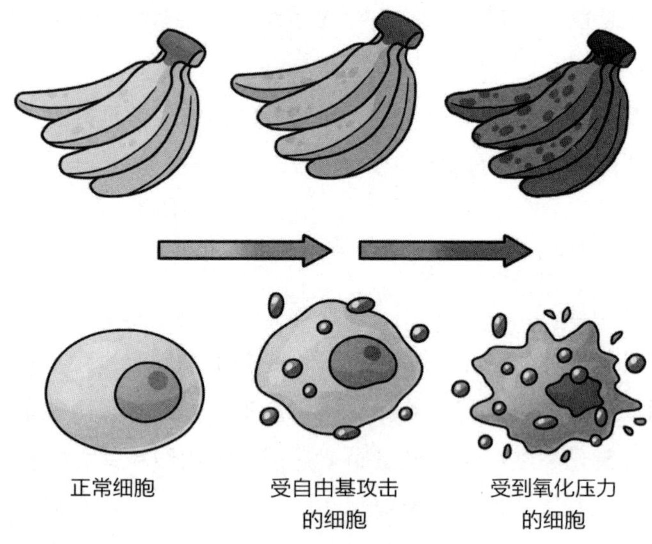

图 2–1　受到巨大氧化压力的细胞

注：线粒体如果缺乏足量抗氧化剂的保护，不但内膜和 DNA 会受到伤害，也会将自由基释放到细胞质中，产生氧化压力，进而伤害细胞，最后形成僵尸细胞。就像水果青涩时，维生素 C 含量最丰富，越成熟糖分越高，维生素 C 含量却越少，失去抗氧化剂的保护，最后就会腐败。

从这个角度来看，线粒体运作得越剧烈，产生的自由基越多，对身体造成的伤害越大，这也解释了为何现代人吃得越多，身体就越容易产生慢性病，尤其是高糖饮食，最容易导致线粒体运作过度而自伤。仿佛一个人一辈子可以吃几碗饭是有总额配给似的，你太早把配额吃完，就可能罹患糖尿病或心血管疾病，但若执行低糖饮食，就能维持最佳状态，健康到老。

情绪的惊人力量

2002 年，有一对英国夫妻，妻子罹患乳腺癌，丈夫有严重的心脏病，医生向夫妻俩表示，他们都活不了几个月了。夫妻俩在伤心之余，列出死前要做的 50 件事，然后乘坐豪华游轮到世界各地旅行，一年半下来，总共花了 4 万英镑。然而，令人惊讶的是，这对夫妻回到英国后到医院检查，竟发现妻子的乳腺癌已经痊愈，而且丈夫的心脏病病情也稳定了。

2001 年我还在巴斯帝尔大学实习时，我的一位女患者是声乐家，平时对乳制品过敏，不小心吃到就会出现皮肤发痒、起疹子等症状。有一次，她要跟乐团到欧洲巡回演出，问我要注意什么，我说当然要尽量避开乳制品。她巡演两个月后回到西雅图，复诊时问我，她到欧洲吃了很多乳制品，为什么都没过敏。当时的我还不能解释清楚，但现在的我就很清楚原因了。

以前大家都说“你吃什么，就变成什么”，借以强调饮食的重要性。但近 20 年来，有些人改口说，“你想什么，就是什么”，表示思想或情绪对健康的重要性。

此外，我在美国诊所看过很多患者在中年时罹患癌症或自体免疫性疾病，竟然是和照顾年迈的双亲有关。华人普遍有尽孝道的观念，舍不得把年长的双亲送进养老院，老年人可能也认为住进养老院，就是因为儿女不孝。子女碍于舆论，只能把双亲留在家里自行照顾。但这样的观念已经跟不上时代，因为有些失智、失能的老年人，没受过专业训练的人照顾起来是一种煎熬，非常吃力不讨好，再加上家家有本难念的经，心理和身体上的疲累，常常会拖垮有心照料的家人。

我曾在美国的康复中心和疗养院工作过数年，发现完善的机构对保障老年人的生活质量与维护尊严大有助益，因此我认为适当选用养老院或失智病房，才是让患者和家属双赢的选择。

很多人生病前情绪都遭受过重大打击

“心情影响健康”是大家的共识，我行医20多年来，强烈感受到心情和疾病之间的关联性。我发现现代人的生理疾病常常和心理的压力或纠结有关，有时直接问患者心情如何，常常问不出所以然，不过，却可从表情中隐约看出患者的不快乐。所以我在诊室里常问患者的“梦”，借以挖出患者的心理问题，也就是心理学中的潜意识。说来也奇怪，把内心深处的纠结讲出来、得到舒缓之后，很多生理上的疾病就变得很容易治疗，甚至不药而愈。挖掘患者的心理问题时，我桌上的纸巾通常都用得很快，因为患者常常一讲就哭得稀里哗啦，表明他们内心确实深藏许多郁闷与纠结。

我认为，所有癌症患者除了有生理毒素之外，几乎都有心理毒素，意思是心里都藏有巨大压力，或是天生就拥有压抑型人格。我甚至提出癌症患者的心里都有“向死旋涡”的理论，必须加以破除，才能痊愈。

以上所说或许非常抽象，那么有没有眼睛看得见的“实物”，可以验证心情和健康之间的关系呢？有的，在第 4 章中，我们可以很清楚地看到线粒体失衡是罹患癌症最关键的因素，而且 90% 以上的慢性病，都和线粒体功能下降有关，如果线粒体功能正常，这个人就容易处在健康的状态。

情绪会对线粒体造成什么影响？

情绪会对线粒体造成什么样的影响呢？马丁·皮卡德教授在 2018 年的《生物生理学》期刊发表了一篇论文，通过一个实验很清楚地证实了这种因果关系。

这个实验筛选了 91 位 20～50 岁的妈妈，这些妈妈每天都要照顾小孩，其中 46 位妈妈的小孩有自闭症，45 位没有。实验进行的方式是早晚各一次，通过问卷，询问妈妈的情绪状态，看看是正面情绪居多（例如：欢乐、受启发、感觉事情在掌控中），还是负面情绪居多（例如：感觉有压力、伤心、疲惫），而且还要量化情绪强度，实验为期一周，并在第四天抽血检验线粒体健康指数（MHI）。

实验结果发现，正面情绪会使隔天的 MHI 值提升 10%～15%，负面情绪则相反。这个实验告诉我们，情绪状态和生理运作有直接的因果关联，而其中的桥梁就是线粒体。

至于为什么要在第四天抽血呢？其实这是一个相当巧妙的设计，因为有人可能会说，说不定是线粒体功能变好，使人产生正面情绪，而不是正面情绪使线粒体功能变好。为了厘清这个问题，第四天抽血就显得相当关键。实验发现，前三天的正面情绪会让第四天的 MHI 值提高，但是第四天的高 MHI 值并不能保证后三天有正面情绪。

我个人认为这个实验不但设计得很有水平，还具有划时代的意义。你全身所有的运作都仰赖线粒体的功能，而你的情绪好坏，竟然可以直接提升或降低这些微小细胞器在细胞里的功能发挥，大家不觉得这非常奇妙吗?

常常检视自己的情绪状态

这个实验中引用的“区别情绪表”(见表 2-1)，列出了一些常见的正面和负面情绪，我们可以常常检视自己处在哪种情绪状态。要预防或处理问题，首先要能够察觉问题，其次才能去推敲问题的成因并加以解决。

表 2-1　常见的负面情绪和正面情绪

正面情绪	负面情绪
感激、感谢、感恩	生气、激怒、烦躁
感兴趣、好奇	伤心、灰心、不快乐
爱、亲密、信任	害怕、恐惧
有趣	厌恶、反感
高兴、快乐、喜乐	轻蔑
有希望、乐观、受鼓励	尴尬
渴望	忏悔、罪恶感
自信、自我肯定	羞愧、羞辱
自我满足、宁静、和平	
敬畏、奇妙感、惊奇感	

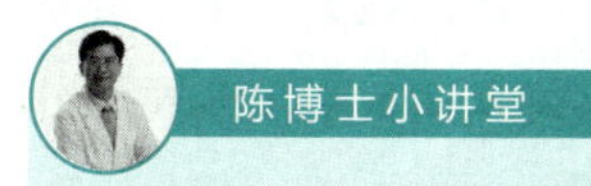

如何把坏牌打成好牌?

人生在世，没有一路顺风的，生活中的负面事件在所难免，当然也有很多人是自己给自己压力。人生就是一个短暂的旅程，但大部分旅客太过计较、太过执着，以致产生不必要的纠结，让旅行质量下降。

天堂就在每个人的内心中，有人可以把一副坏牌打成好牌，也有人会把满手好牌打成坏牌，一切就在一念之间。负面情绪是难免的，那是求生本能之一，但是我们要懂得运用身边的支持系统，从内心、亲朋好友、古圣先贤那里，寻求正面情绪的力量。人生要怎么过，就看自己怎么掌舵。

如何检测线粒体功能?

既然线粒体功能攸关全身所有细胞的运作，甚至几乎所有疾病都和线粒体功能障碍有关，那么我们可不可以像测血糖一样，随时检测线粒体的功能发挥情况呢？由于线粒体医学是一个非常新的领域，这方面的检测还不是很成熟。但马丁·皮卡德教授发明了一个方法，可以通过抽血检测线粒体功能。

一般来说，线粒体失衡会表现在两方面：第一，线粒体的数量减少；第二，线粒体的产能下降。前者看数量，后者看质量，但光看其中一项，可能会不全面。例如，遗传性线粒体疾病患者的线粒体有先天障碍，所以产能低下，但他们的线粒体数量会因此代偿性地增加。所以，光是通过检测线粒体的数量（更精准来说应该是检测线粒体的 DNA 含量），并不能真实反映出线粒体的全面功能。

所以，马丁·皮卡德教授通过抽血检测血液中白细胞线粒体所释放出来的三种酶：柠檬酸合成酶、细胞色素 C 氧化酶、琥珀酸脱氢酶，然后再通过测量线粒体 DNA 数目得到一个数字（MHI 值），就可精确呈现线粒体的功能。

另外一个检测方法叫作线粒体功能检测面板（MitoSwab），这是一个在美国已经商业化的检测工具，而且不具侵入性，可以在家使用，只要用棉签拭取口腔内侧的黏膜细胞就可以，有点类似针对新冠病毒的鼻拭子检测，但不是从鼻孔，而是从口腔，所以舒服多了。它可以用来检测线粒体电子传递链复合体Ⅰ、Ⅱ、Ⅲ、Ⅳ所释放出来的酶，协助诊断线粒体功能是否失常，或是用来监测最近进行的治疗是否对线粒体有帮助。肌肉切片目前是测量线粒体功能的黄金标准，MitoSwab 和它相比，有高达 84% 的相关性，所以准确度是很高的。

第 3 章
线粒体受损与代谢病

社会越进步，慢性病越多，而且这个趋势似乎没有减缓的迹象，医院像菜市场一样热闹，有些老人吃的药比饭还多。虽然平均寿命延长，但生命质量并未因此提高，很多人还不到中年就罹患三高或四高，主流医学将其通称为代谢病，至今尚无特效药可以有效逆转病程，更别说治愈了，到底问题出在哪里？

求生机制与节俭基因反而害了现代人

原始人类在严酷的环境里求生存，因获取食物不容易，所以只要能摄取到淀粉、糖分，必定尽可能储存在身上，让自己在天寒地冻、没食物的日子里，还能存活。再者，由于人类历史上经过无数蝗害、干旱、水灾、战争、饥荒，不耐饿的祖先早饿死了，能存活下来的，身上大多具有“节俭基因”，只要摄取少量食物，就够应付日常生活了。

这两种身体的机制都是人类为了求生存演化出来的，原本是优势，但是到了富裕的现代社会，却成了劣势，尤其现代人从古早的粗粮改吃现代的白米、白面、糕饼、甜点后，这些精制碳水化合物更容易消化并囤积成脂肪。

生理学书籍写得很清楚，体重70公斤的人，全身血液中只有5克的葡萄糖，但一碗饭吃下肚子，进到小肠后，就成了60克的葡萄糖。现代人吃一顿饭，少说也会产生100～300克葡萄糖，试问血液中突然冒出那么多葡萄糖，要送去哪里呢？四体不勤的现代人用不了这么多热量，所以很自然会把它变成肥肉储存起来。

葡萄糖首先会在肝脏转变成脂肪酸，结果淤积在肝脏，现代人的脂肪肝盛行率高达50%，就是这个原因。其次，脂肪酸被送进脂肪细胞后，会让脂肪细胞变大，外观看起来就是这个人开始长肥肉。这些肥肉要囤积在身上哪个部位呢？答案是：挂在腰间和小腹。不然身体还有哪个部位更适合携带“战备存粮”？总不能把肥肉长在脸上或四肢上吧？脸太胖会妨碍眼睛的观测与嘴巴的进食，手脚太胖则会影响行动。

蔗糖使人血糖失控，果糖更是万恶渊薮

美国的超级胖子很多，尤其在不太富裕的南方，因为面包、饮料、糕点最便宜，也最好吃，所以在美国，越贫穷的地区肥胖率越高。超市里的饮料和加工食物已被人工果糖攻陷，本来它的好兄弟蔗糖就容易使人发胖、血糖失控，但人工果糖的威力更加猛烈，只是我们几十年来从没料到。

人工果糖在人体内的代谢，不外乎变成脂肪酸或尿酸。若变成脂肪酸，就跟它的好朋友葡萄糖一样，一同为增加身上的肥肉做出巨大贡献。在这里说明一下，我们吃下去的所有米饭、面条、糕点，经消化后全部变成葡萄糖，而喝进肚子里的含糖饮料，不

是变成葡萄糖，就是变成果糖，因为人们的消耗量实在远低于摄取量，所以绝大部分的这些糖分，最后的归途只有一条，就是变成内脏脂肪和腰腹脂肪，只有少部分被拿来燃烧。当然，在这之前我们会发现血中的甘油三酯指数开始攀高（亦即高血脂），因为它可是脂肪帝国的一砖一瓦啊！

根据大自然的规律，发胖是为了应付不知何时到来的饥荒，但现代富裕社会没有饥荒，不停地进行高净碳饮食，只会让线粒体产生过量自由基而自我伤害，进而使细胞内的葡萄糖不能顺利进入线粒体燃烧，而代谢成许多不利健康的乳酸、果糖和尿酸等，最后走向代谢病、神经退行性疾病，甚至是癌症、精神疾病。

过去几十年来，我们知道失控的糖尿病可能会产生严重的并发症，例如糖尿病肾病、失明，甚至可能导致截肢，医护人员会告诉我们，这是因为末梢血管神经泡在糖水里，所以肾脏、视网膜、手脚末梢会坏掉。随着知识水平的提升，现在更准确的说法是，葡萄糖和末梢的蛋白质结合成晚期糖基化终末产物（AGE），而这个反应是不可逆的，所以这些末梢就容易产生病变。

线粒体氧化压力升高，酝酿多种慢性病

随着研究的推进，我们可以进一步了解细胞里究竟发生了什么事。原来是过多葡萄糖在细胞内转变成果糖的多元醇途径，耗损了还原型烟酰胺腺嘌呤二核苷酸磷酸（NADPH），而使谷胱甘肽、一氧化氮、肌醇、牛磺酸的浓度大大降低。同时此途径产生的大量 NADH 会引起电子传递链流失电子，从而产生活性氧自由基。如此双重影响之下，线粒体的氧化压力就不断升高，进而造

成多种损伤。

谷胱甘肽是线粒体里最重要的抗氧化剂，当它的浓度降低时，就表示线粒体受损且产能下降，牵一发而动全身，接下来，所有慢性病（包括糖尿病和癌症）就会开始酝酿；一氧化氮是细胞内重要的抗氧化剂，也是大名鼎鼎的血管扩张剂，难怪胰岛素抵抗患者的末梢循环不好；肌醇是神经细胞很重要的营养素，曾被称为维生素 B8；牛磺酸的重要性长久以来一直被忽略，我会在后文中详述，并验证它逆转疾病和抗老化的神效。

如前所述，AGE 会让末梢血管产生病变，而葡萄糖转化成果糖的中间产物山梨醇会提高渗透压，造成白内障，也会影响大脑。现在，我们终于理解，原来问题出在葡萄糖转化成果糖的多元醇途径，而在果糖被转化出来前，线粒体已开始遭受伤害，果糖和尿酸紧随其后使之恶化。

为何没有糖尿病，却出现糖尿病并发症

我大约从 41 岁开始，发现小腿如果有伤口，会好得比以前慢，结痂和色素沉淀也比较明显。接着，慢慢发现视力比较差，尤其是晚上在高速公路上开车时，指示牌上面的字会看不清楚。那时我的血糖还算正常，没有糖尿病，却开始出现糖尿病的轻微并发症，怎么会这样呢？如果你不清楚糖尿病的来龙去脉，一定无法理解。

其实，在确诊为糖尿病之前，患者有一段很长的时间会处在糖尿病前期。此时身体已有胰岛素抵抗，也就是细胞对胰岛素不敏感，不听胰岛素的话，让血糖进不了细胞，在血管中逗留，胰

脏只好分泌更多胰岛素。等到有一天，胰脏累了，再也无法分泌足够的胰岛素，血液中的糖分居高不下，那就是被诊断出糖尿病的那一天。

究竟要经过多久，才会从胰岛素抵抗变成糖尿病，因人而异，5 年、10 年、15 年都有可能。在这段时间，血糖正常，胰岛素却已过高，而且并发症已慢慢出现。

高血压、高尿酸、痛风，环环相扣

我们常听说，吃太咸会导致高血压，但这是为什么呢？现在的研究发现，原来吃太咸会造成脱水，刺激多元醇途径产生过多果糖，而高果糖又会刺激血管紧张素的分泌和尿酸的产生，导致高血压。

有一个实验让人连续吃高盐饮食，只花了 5 天，就产生胰岛素抵抗，证实高盐会促进体内产生果糖和尿酸。尿酸值高于 5.5mg/dL 就可视为代谢综合征，高于 7.0mg/dL 就不妙了，表示有极高风险会罹患高血压、脂肪肝、糖尿病、阿尔茨海默症、肥胖。因为在果糖变成尿酸后，除了会促进痛风发作之外，还会造成血管收缩、血压升高，所以，高血压就莫名其妙地产生了，这在主流医学中称为原发性高血压，这类患者占所有高血压人数的 95%。

尿酸除了造成高血压，更为人熟知的是会造成痛风。现代人有痛风的情况越来越多，痛风发作时很痛，有一种说法是，痛风和肾结石、三叉神经痛、带状疱疹、癌痛，并称为五大疼痛（分娩不算在内）。痛风的原因是尿酸结晶沉淀在关节，好发在大脚趾。人们可能知道，想避免痛风要少吃高嘌呤的食物，例如海鲜、内脏、香菇、豆腐，但真的是如此吗？

健康人体内的尿酸有 80% 来自细胞 DNA 正常代谢，只有 20% 从饮食中的淀粉和糖分转换而来，所以问题不在来源，而在代谢。高尿酸不一定会导致痛风，低尿酸也未必就没有痛风危机，关键在于如何把体液调成弱碱性，让尿酸不会沉淀。

人类不倾向把嘌呤代谢成氨排出体外，而是把中间产物尿酸留在血液中，学者认为这是一种突变，会让人发胖，好度过冰河时期严寒的天气。我们无法验证起源是否真是如此，但人类的血尿酸浓度是其他动物的五倍，这是事实，而且有些人会因此产生痛风。

日常饮食中，处处都是尿酸地雷

话虽如此，但从食物而来的尿酸威力，还是不容小觑。除了高嘌呤食物之外，最容易引起尿酸过高的是碳水化合物。当你吃太多米饭、面包，里面的葡萄糖会转变成果糖，而果糖会在肝脏内代谢成尿酸。另外，常喝汽水等饮料，不管你加的是蔗糖（白糖、红糖、黑糖、糖蜜、枫糖），还是果糖（高果糖浆、蜂蜜），都会大量变成尿酸。喝酒也会产生尿酸，尤其是啤酒，真是处处都是地雷啊！

尿酸会降低线粒体的产能，以及代谢率，可以让人类在遇到饥荒时节约能源。这就是为什么我们就算避开高嘌呤食物，尿酸还是没降。想要降尿酸、根治痛风，可以从低糖饮食开始！

到目前为止，我们已经完整揭示胰岛素抵抗与“四高”的来龙去脉，困扰现代人的各种“文明病”及高血糖、高血脂、高血压、高尿酸，其实都是一脉相承的。它们的起因，都是吃过多的淀粉食物和含糖饮料，以致线粒体受损所造成的。

但你一定没想过，近年发病率节节升高的癌症，原来也是一种代谢病。下一章就来探讨这个问题。

第 4 章
线粒体受损与癌症

让人闻之色变的癌症，已连续 42 年蝉联台湾十大死因之首，盛行率没有减缓的迹象，治疗效果也并不理想。为什么会这样呢？本章将颠覆大家对癌症的既有概念，也会告诉大家如何远离癌症的威胁。

一个颠覆观念的癌细胞实验

我们先来定义一下什么是癌细胞：所谓的癌细胞，就是不受控制的细胞。正常细胞的生长和分裂受到严格管控，到了一定时间就会凋亡，但癌细胞会不断增生、不断分裂，而且不会凋亡。主流医学认为这是细胞核 DNA 突变所致。

在此，请大家看一个足以颠覆过去观念的实验。培养皿上有两个细胞，一个是正常细胞，一个是癌细胞，如果把癌细胞的细胞核（里面含有突变的 DNA）注入正常细胞中，请问，那个正常细胞分裂之后，会变成癌细胞还是正常细胞？

我想这个问题应该不难推论，如果癌细胞是因为细胞核 DNA 突变所致，那么它在分裂的时候，当然是分裂成癌细胞。不过，这个实验的结果却让人跌破眼镜：含有突变 DNA 的细胞，居然分裂成生长受控的正常细胞了。换句话说，这个癌细胞被治愈了。

怎么会这么神奇呢？这到底该怎么解释？主流医学一直认为癌症是基因疾病，也就是细胞核 DNA 突变导致的。但是，这个实验告诉我们，如果细胞质是正常的，即使细胞核不正常，细胞所分裂出来的细胞也是正常的，生长受到严格控制。反之，如果细胞质不正常，不管细胞核正不正常，该细胞所分裂出来的细胞就是不正常的，生长不受控，如图 4-1 所示。

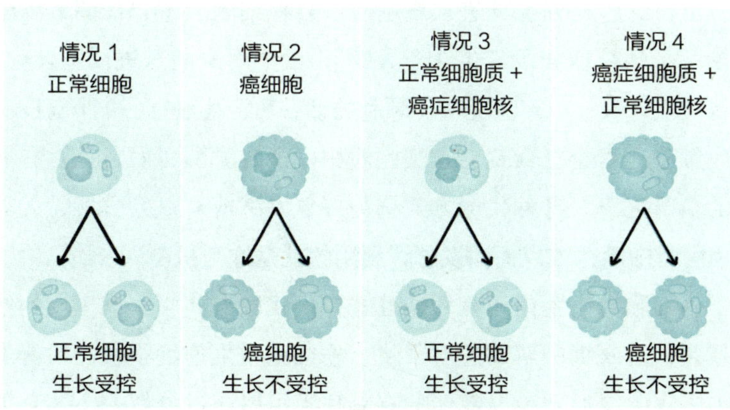

图 4-1　癌症可能不是基因疾病

托马斯·塞弗里德博士反复做了这个实验，证明决定一个细胞会分裂成癌细胞或正常细胞的因素，不是细胞核 DNA，而是细胞质中的线粒体。如果线粒体正常，这个细胞就会正常，即使细胞核中有突变的 DNA，它也会被修复。

癌症并非基因疾病，而是代谢病

这个重要的观念告诉我们，癌症并非基因疾病，而是代谢病。主流医学所认定的癌症病因是癌基因和抑癌基因的突变，其实这并非癌症的主要成因，而是下游现象。这就是 50 年来美国投入无数人力、物力、财力钻研癌症疗法，却几乎失败的原因，因为聚焦错误。

癌症的上游成因，是线粒体的功能不正常，讲得更精确一点，是氧化磷酸化出了问题。

正常细胞在葡萄糖进入细胞后，会在细胞质中先代谢成丙酮酸（一个葡萄糖分子产生 2 个 ATP），再把丙酮酸送进线粒体中，进行有氧呼吸，以产生能量（顺利的话，可产生 30～32 个 ATP）。但癌细胞通常会把葡萄糖在细胞质中发酵成乳酸，而且是在有氧气的情况之下。这种代谢方式称为好氧发酵或有氧糖酵解，人类利用酵母酿酒，或以面团发酵，利用的就是这个机制。

癌细胞为何要使用有氧糖酵解作为代谢方式呢？最主要的原因就是，有氧糖酵解的速度很快。癌细胞增生速度很快，对能量的需求很大，照理说线粒体的有氧呼吸可以通过分解一个葡萄糖分子产生 30～32 个 ATP，数量比较多，但是速度太慢，而且癌细胞中的线粒体处于失衡的状态，葡萄糖进去也产生不了多少能量。而一旦线粒体受损，会诱导细胞进行有氧糖酵解，在线粒体外把葡萄糖发酵成乳酸，这个细胞就渐渐变成癌细胞。

其实早在 1927 年，奥托·瓦尔堡就提出癌细胞的代谢和正常细胞不一样，尤其是在葡萄糖的消耗上，比正常细胞更大，这个现象被称为“瓦氏效应”，也就是上一段描述的癌细胞倾向有氧糖酵解现象。主流医学也因此一直认为癌症是代谢病，一直到20世纪70年代，基因工程兴起，主流医学开始认为癌症是基因疾病。

瓦尔堡可不是泛泛之辈，他是和爱因斯坦同时代且同样顶尖的科学家，对癌细胞的代谢有透彻的研究，并在1931年获得诺贝尔奖。瓦尔堡认为，癌细胞生长的能量来源是葡萄糖在细胞质内发酵成乳酸的过程，而正常细胞的能量来源是线粒体的有氧呼吸，产物是二氧化碳和水。

目前主流医学并未接受瓦尔堡与塞弗里德的代谢理论，但这一派的确提出了一些客观事实，让我们不得不针对以下几点进行思考：

1. 有些癌症没有基因的突变。

2. 有些致癌物并没有导致细胞核基因突变。

3. 正常细胞随时在癌变，但有些没有进一步发展成癌症。

4. 古人和原始部落的人很少罹患癌症。

5. 细胞核和细胞质的移植实验，证实细胞质有决定性影响力。

6. 不管癌细胞核有多少基因异常，正常线粒体都可以抑制失调的细胞生长。

7. 没有一种基因突变是所有癌症都具备的。

8. 90%以上的癌症都有代谢异常。

最后，越来越多实验发现，血液、唾液、尿液、呼气里的代谢物，例如乙酸盐、乳酸、丝氨酸、肌氨酸、天门冬酰胺或胆碱可以用来检测癌症，却没有任何基因检测可以确诊癌症。此外，这些年来，训练小狗来诊断癌症的技术已经越来越成熟，利用狗闻癌症患者的皮肤、气味、尿液、血液、其他体液，可以闻出皮肤癌、直肠癌、肺癌、卵巢癌、前列腺癌、乳腺癌等，尤其乳腺癌的准确率已高达 100%。这个方法，除了非侵入性且经济实惠之外，还证明了癌症的确是一种代谢病，癌细胞所排出的代谢物有其独特的气味。

癌细胞的线粒体都受损

如果用电子显微镜观察癌细胞，我们会发现癌细胞中的线粒体都已经受损；检测癌细胞线粒体的功能，也会发现功能皆已受损。线粒体中负责呼吸作用，呈现弯曲波浪状的脊，都呈现杂乱和缺失的状态。这些受损的癌细胞，怎么能提供有效率的有氧呼吸，又怎能修复细胞核 DNA 呢?

塞弗里德进一步解释，癌细胞中的各种异常，是因为线粒体遭受各种致癌物、辐射、污染、发炎、年龄、病毒等的影响，以致功能受损，并产生大量活性氧自由基，进一步攻击和破坏细胞核。癌细胞的细胞核基因突变，是线粒体损伤的结果，不是癌症产生的原因，这个因果关系要搞清楚。

活性氧自由基会损伤蛋白质和脂质，从线粒体被释放出来后，会从细胞质进入细胞核，损伤里面的 DNA。所以我们看到的 p53 基因[①]或癌基因突变，两者交互作用，互为影响。线粒体的有氧呼吸不够顺利，很有可能是线粒体损伤造成的。

目前，研究已发现那些精神病患者的脑细胞，就是因为线粒体受损，不能提供有效的有氧呼吸，导致细胞质的葡萄糖或果糖

① p53 基因是抑癌基因，抑制癌细胞的产生。

产生乳酸所致。塞弗里德也解释，癌细胞之所以会转移，是因为被巨噬细胞吞噬之后，把不正常的线粒体吞入，融合到巨噬细胞中，那个巨噬细胞就变成了癌细胞，在体内游走扩散。这个解释也完全符合线粒体异质性，也就是一个细胞里的线粒体功能，决定这个细胞的正常与否。

所有的癌细胞都特别会吸收葡萄糖，这个特性是众所周知且被主流医学认同的，不但如此，主流医学更善用这个机制，研发出正电子发射体层摄影（PET），利用葡萄糖这个媒介来诊断癌症，如图 4-2 所示。正常细胞与癌细胞吸收葡萄糖的方式如图 4-3 所示。

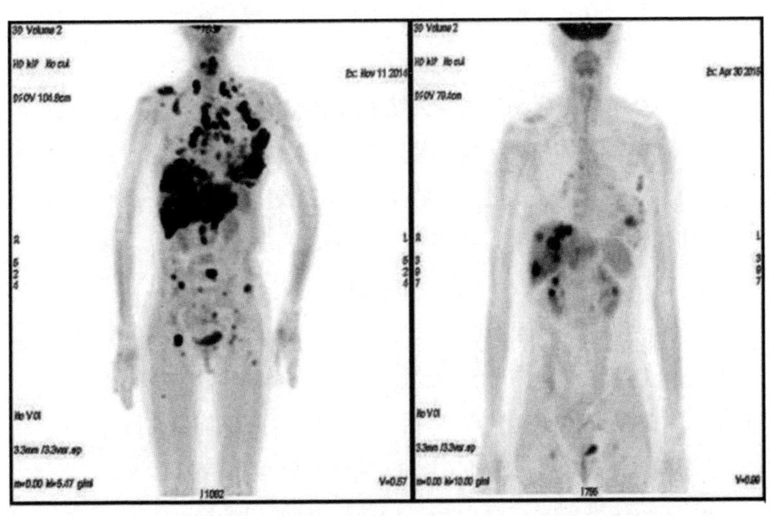

图 4-2　PET 利用癌细胞会大量吸收葡萄糖的特性来做影像摄影，可以看出癌症的活跃性。左图为治疗前，右图为治疗后

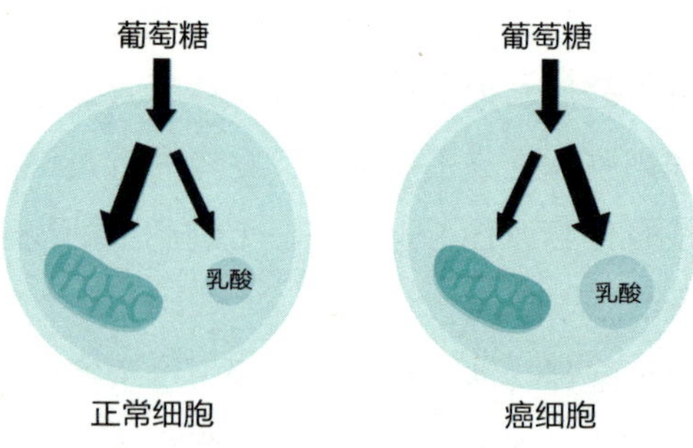

图 4-3　正常细胞与癌细胞吸收葡萄糖的方式

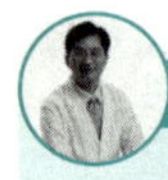

陈博士小讲堂

线粒体失衡是大部分疾病出现的原因

乳酸这种代谢物对人体的影响力不可小觑，在此，让我们多来了解一下。

一个平常不运动的人，突然去爬山或游泳，隔天觉得肌肉酸痛，就是乳酸堆积的缘故。因为突然间的剧烈收缩，会导致肌肉内的氧气不够，无法进行线粒体的有氧呼吸，于是就在细胞质内把葡萄糖转变成乳酸。因为这种产能的方式要求不高，速度又快。虽然乳酸会堆积在肌肉中，但几天内就可代谢掉。

类似的情况如果发生在大脑，产生乳酸堆积，就会诱导精神疾病。双相情感障碍患者和恐慌症患者的线粒体都是受损的，线粒体中的氧化磷酸化效率不够，没办法产生足够能量，细胞只好在线粒体外把葡萄糖转换成乳酸，引起一系列的精神症状。

本章中提到的实验，也扎扎实实地证明癌细胞产生的原因是线粒体失衡，产能效率不够，只好启动有氧糖酵解，把葡萄糖转换成乳酸。

之前我们提到，高糖饮食会产生果糖，增加线粒体的活性氧自由基，进而伤害线粒体，然后产生一系列的代谢病。所以，线粒体的效率不佳或数目不够，是癌症、精神疾病、代谢病、神经退化疾病等出现的主要原因。要想治疗这些常见的慢性病，就要改善线粒体的功能或增加线粒体的数目，或是干脆切换细胞能源，不要再使用葡萄糖。

这么强的关联性，已经把很多人近几十年来会罹患的疾病，做了一个完美的串联与解释。从葡萄糖的使用来看，精神疾病和癌症都是类似的机制，换言之，都是线粒体的缺失所造成的，也都和“四高”一样同属于代谢病。所以，若说“线粒体失衡会造成 90% 以上的慢性病”，一点也不为过，而且“更新线粒体”是人类未来要治疗所有疾病的重要指导方针。

第 5 章

线粒体受损与精神疾病

因为错误饮食导致线粒体损伤，进而引发的问题，不只局限在胰岛素抵抗和代谢综合征方面，更会延伸到脑部功能方面。大家要知道，大脑虽然只占全身 2% 的重量，却要消耗 20% 的能量。如果线粒体功能不足，首先出现问题的很有可能就是脑部功能，轻则健忘、反应变慢、注意力不容易集中、学习能力低下、情绪不稳定，重则开始有系列性精神疾病的发病倾向。哈佛大学医学院的克里斯托弗·帕尔默博士和乔治·艾德博士，以及斯坦福大学医学院的沙班尼·沙昔博士都是这方面的专家，他们已从临床上成功缓解，甚至治愈难治的精神疾病。

现代小麦让人变笨

精神医学将进入一个大改革，对没有受到精神疾病困扰的一般人而言，其实也会大大受惠于线粒体医学的贡献。有一本德文书叫《为什么面条让人变笨？》（*Warum macht die Nudel dumm?*），将现代小麦制品和大脑之间的关系描述得很清楚，我也很荣幸帮该书的中译本写推荐序。

现代小麦制品所造成线粒体损伤程度，在五谷杂粮中实属佼佼者，也会造成明显的胰岛素抵抗。2018年，看了《小麦完全真相》（*Wheat Belly: Lose the Wheat, Lose the Weight, and Find Your Path Back to Health*）一书后，我做了一个实验，分别用古老小麦和现代小麦做面疙瘩，结果发现现代小麦真的会让血糖波动36小时之久，但古老小麦没这么严重。

随后，我尝试戒断小麦制品，一个月后，脑雾现象开始改善。在我进入生酮饮食之后，以前容易产生的脑雾、记忆力下降、半夜做噩梦等脑部症状都大幅改善，甚至消失。

失智症

失智症是海马回不能正常代谢葡萄糖所致。海马回是人脑掌管短期记忆的地方，所以当该处脑细胞不能获得足够葡萄糖作为能量时，功能会逐渐衰退，最后就会器官萎缩和丧失记忆。基本上，糖尿病演变到最后，很高比例会产生失智症。

失智症是一个我非常重视，也极力要预防的疾病。我的父亲和岳父都是在39岁罹患糖尿病的，所以我和爱人身上都带有强大的糖尿病基因，年老失智的概率也比一般人高很多。我年轻的时候常开玩笑跟爱人说，等我们老了，失智了，谁要照顾谁？我们彼此不认识怎么办？我们还模仿一些失智老人的行为，看起来很好笑，但我是认真的。

医学界和科学界一直以为大脑是一个不受胰岛素影响的器官，可让血糖自由进入，这样的好处是让动物在冬眠、饥荒的时候，血糖可以优先进入大脑，而像肌肉这些组织在冬眠时处于休息状态，不需要葡萄糖进入，就让它们产生胰岛素抵抗。

不过最近 10 年，研究陆续发现，细胞膜上的胰岛素受体，在大脑的“摄食中枢”以外的区域，对胰岛素是高度敏感的。也就是说，像海马回这类负责学习和记忆的大脑构造，是非常容易发生胰岛素抵抗的。

这个发现终于解开了我心中的迷惑：为何糖尿病和糖尿病前期的患者，包括父亲和我，都有脑雾的现象？我从 41 岁开始，只要多摄入一点淀粉（尤其是吃面条或喝甜饮料），或是味精或色拉油，就会出现很难思考、注意力不容易集中、灵感消失、没有创意、脑筋酸酸的感觉，医学上称之为脑雾。我父亲因此在 40 多岁后就不能太用脑，否则会不舒服。我也是从 40 多岁开始，陆续出现所有胰岛素抵抗的症状，甚至有时候必须躺坐在椅子上，才感觉比较舒服，也就是说，身体有想躺下来的需求。

我发现很多糖尿病患者也有这样的症状，甚至腰开始变粗的中年人，很多都有这个症状，坐在沙发上，不小心就会睡着。不但如此，我还发现很多美国小孩，在吃完美国的标准饮食（汉堡、果汁、燕麦、薯泥、糕饼）之后，就开始昏昏欲睡。

因为只要吃了精制的高糖食物，我们身体所有的症状，通通就会指向一个方向，也就是有一股无形的力量，强迫我们休息。这也是为什么 2 型糖尿病的患病年龄不断下降，从原本的老年人多发，转变为青少年也会发病。2003 年 12 月《时代》杂志的封面，就是一个 11 岁的 2 型糖尿病患者。

回想起 1995 年刚到美国工作时，我喜欢中午到快餐店买一个大汉堡来吃，就和大部分美国人一样。奇怪的是，我吃完汉堡后，整个人会很想睡觉，必须回到车内躺着，休息半小时，才能回去继续工作。

我推敲这是因为，汉堡是高糖高油的食物，里面的面粉导致我血糖不稳定，人工调味料让我的下丘脑过度兴奋，进而疲乏。此外，绞肉中含有高温油炸的回锅色拉油，说不定是部分氢化油，也伤了脑细胞的线粒体。整个加起来，让我的大脑宕机半小时。有鉴于此，我吃过几次汉堡之后，就不再吃汉堡了，只好自己带饭。

如果从细胞层次来看，海马回细胞的线粒体，已经因为果糖引起的活性氧自由基过多而造成伤害，甚至失去功能，怎能提供热量给脑细胞？如此一来，脑细胞当然会萎缩。

癫痫也是起因于海马回出现问题

癫痫是一种很难治疗的疾病，研究发现，癫痫发作时，都是从海马回开始，而且从此区开始者，很难用抗癫痫药物治疗。对于顽固型癫痫，目前医学上最有效的方法，就是沿用 100 年前所发明的生酮疗法。大家看出其中的奥妙了吗？海马回这个地方跟碳水化合物有密切关系，解剖发现，所有失智症患者的海马回，都有无法代谢葡萄糖的现象，但是代谢酮体的途径是完整的。

或许有人会说，如果海马回无法使用葡萄糖，那就给它酮体啊！这样它不就有能量了？没错，这就是生酮饮食能够治愈顽固型癫痫的原因，只要给海马回可以使用的燃料，癫痫就不会发作，糖尿病就不会演变成失智症，当然血糖也会因此恢复正常。就好比一辆油电混合动力汽车，当汽油引擎故障时，可别急着报废车子，因为它还可以充电使用，如果运气好，找到一个好技师，说不定可以把引擎修好，让这辆车恢复正常。

所有的精神疾病都是代谢病

哈佛大学医学院的克里斯托弗·帕尔默博士提出一个概念，我个人极为认同，他说“所有的精神疾病都是代谢病”。要讲出这句话实在是不简单，因为整个医学界几百年来都搞不清楚精神疾病的成因。

30 年前，当我还在医学院学习精神科学的时候，教授说，精神疾病分两种：一种是“器质性”的，就是大脑因受伤、撞击或感染，产生各种精神疾病；另一种是“功能性”的，就是用各种医学影像设备检查，甚至把大脑拿来解剖，大脑外观看起来都正常，但无法解释为什么这个人会得精神分裂症，那个人会得焦虑症，那个人又得忧郁症。

不过，最近 20 年来，精神科学有很大的进展，已经在“功能性”精神疾病方面找到引发问题的物质，发现在大脑不同部位的细胞中，有不同的代谢异常现象。在此，我们拿一个在精神疾病中很不容易治愈的双相情感障碍来做说明。双相情感障碍患者的大脑细胞以有氧糖酵解为主，产生许多乳酸。这是因为该部位脑细胞中的线粒体受损，葡萄糖不容易通过转化为丙酮酸进入线粒体，只好在线粒体外分解。葡萄糖可以进入细胞内，却不能进入线粒体里燃烧，只好囤积在细胞质中。这时脑细胞需要热量，就只好一直进行有氧糖酵解，使得葡萄糖变成乳酸。

既然认清双相情感障碍的成因是葡萄糖和果糖造成线粒体损伤，那么要如何改善，甚至治愈呢？虽然主流医学一直认为双相情感障碍患者必须服药一辈子，无法治愈，而且和饮食无关，但在 2023 年，哈佛大学的一些教授在《情感障碍杂志》(*Journal of Affective Disorders Reports*) 上发表了一篇论文，提出生酮饮食可能是一种很有效的双相情感障碍治疗方法。

最近几年，相关论文如雨后春笋般相继发表，认定双相情感障碍的病因是线粒体出了问题，而治疗的方法就是使用抗氧化剂前驱物修复线粒体，以及采用生酮饮食，减少葡萄糖和果糖对线粒体的破坏。

西医治疗双相情感障碍的药物和癫痫发作时的抗癫痫药物是一样的，而所谓的顽固性癫痫，就是连抗癫痫药物都无法治疗，唯一的办法就是使用生酮饮食来治愈。换句话说，双相情感障碍的非药物疗法和癫痫是一样的，那就是生酮饮食。

除此之外，双相情感障碍患者在额叶皮层、海马回都存在受损的情况，导致自制力差、短期记忆减退、逻辑思考退化，这些部位损伤和功能减退，都和失智症极为类似，都是果糖所造成的，如表 5–1 和表 5–2 所示。

表 5–1　果糖会抑制以下区域（会有胰岛素抵抗的区域）

区域	功能	被抑制后的行为
额叶皮层	自我控制	冲动
海马回	短期记忆	忘记刚才的危险

表 5–2　果糖会刺激以下区域（没有胰岛素抵抗的区域）

区域	功能	被刺激后的行为
前扣带回	觅食	不停觅食
枕叶皮质	视觉	视觉良好

其实，不只是双相情感障碍、癫痫、失智症，还有很多精神

疾病都有待我们探讨其中的代谢奥秘，而这将会启动精神医学的一场新革命，大幅提高精神疾病的治愈率。这是极为重要的一个发现，预期将会大大改善人类健康。

不过，我们也先别高兴得太早。即使哈佛大学和斯坦福大学的学者已带头表明“精神疾病就是代谢病”，也有越来越多的证据显示，通过生酮饮食可以缓解或修复精神疾病，但我们也别期望主流医学会在短期内接受这个新观念。因为如果通过饮食的改变，就能治愈精神疾病，那么药厂应该会很不高兴。生酮饮食虽然在100年前就被列为治疗癫痫最有效的工具之一，但100年后的今天，主流医学医师还是以开立抗癫痫药物为最优先，万不得已才用生酮饮食。

在近20年来，由于查理基金会（The Charlie Foundation）的倡导，人们陆续发现生酮饮食对很多慢性病有奇迹般的疗效，但药厂对医疗界的影响很大，所以主流医学目前还是对生酮饮食存在有失偏颇的态度。

第 6 章
线粒体受损与免疫系统

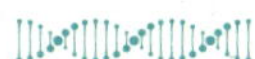

行文至此，大家应该知道代谢病包含的范围有多广了吧？从血糖不稳定、身体发福、高血压、心血管疾病、尿酸、精神疾病到癌症，都和线粒体失衡有密不可分的关联。那么免疫系统呢？一般人认为免疫力过强会导致过敏，过弱会经常感冒或罹患癌症，免疫系统错乱则会得自体免疫性疾病。

然而，我 20 年来一直强调，以上都是免疫力失衡的结果，不能用太强或太弱这么简单的结论来断定。举例来说，我在临床上发现，过敏或自体免疫患者快感冒时，只要服用可以提升免疫力的紫锥花酊剂，就不会感冒，但这样并没有让过敏症状恶化，这不就与“免疫力过强会导致过敏”的说法相矛盾吗？因为如果真的免疫力过强，再经强化，过敏症状会恶化才对。现在，我们就要从线粒体的角度来说明所有免疫系统的疾病，说明完后，相信很多现象和疗法都可以解释清楚了。

线粒体失衡会导致身体过敏

我从小就是个过敏患者，常见的各种过敏症状我都出现过，所以我常戏称自己是“过敏大王”。我入学前就有各种皮肤过敏问题，到了小学五年级出现了过敏性鼻炎、鼻窦炎、鼻中隔弯曲、鼻息肉，一年中有 363 天鼻子是塞住的，而且随时会失控流鼻涕。我小学成绩还不错，但我最担心的事是，上台领奖时会突然打喷嚏或鼻涕直流，那就糗大了。

当时，我看遍了所有医师，都治不好这些过敏症状，即使吃类固醇吃到月亮脸，也丝毫不见效果。到了初中一年级，我的过敏演变成气喘，晚上家人都入睡了，我却开始喘，无法平躺，也无法入眠，一直喘到清晨 5 点才会平息。到了初中二年级时，耳鼻喉科医师无奈地说，我这个病一辈子都不会好，大概就是这样子了，而且将它归因于“体质问题”。因此，我总是称气喘是我的第一个“不治之症”。

进入大学后，我之所以会对中医的针灸感兴趣，就是因为西医帮不了我，我只能自救。在美国工作几年后，我又念了一次医学院，从自然医学的角度，加上一些中医技术，竟然把困扰我多年的“不治之症”治好了，所以我开始写书分享。

在临床上，我发现在为患者治疗我自己之前得过的疾病时，医治效果最好。曾经有一段很长的时间，我的诊室里充满了过敏患者，很多人慕名而来。2009 年我把防治过敏的经验写成一本书，叫作《过敏，原来可以根治》，这本书到今天都还是很受欢迎，因为整本书的理论架构和处理方法，虽和主流论述很不一样，但效果很好，是我多年累积下来的经验。

虽然很多顽固的过敏症状都可舒缓，甚至根治，但在当时，我从来没想过过敏和线粒体有关，因为线粒体的众多功能是最近几年才陆续被揭露的，我在医学院求学时，只知道线粒体是细胞的“能量工厂”而已。如今，我为了写这本书，不得不把线粒体的相关内容延伸到免疫系统，没想到查找论文之后才恍然大悟，原来免疫系统紊乱也是源自线粒体出了问题，而且过去我使用的抗敏疗法之所以有效，就是因为那些疗法在不知不觉中活化了线粒体。

过敏患者越来越多的原因

我们先来探讨一个现象：为何过敏儿越来越多？我曾在其他著作中提到，中国台湾台北市的气喘儿人数20年来增长了8倍，30年增长了15倍，其中，鼻子过敏更是到处可见。根据论文统计，过敏患者的增加和文化、年龄、地理因素都无关，而是和环境污染有关。

2009年的研究显示，臭氧、汽车尾气、二手烟、病毒、霉菌这些环境污染源，会诱导呼吸道上皮细胞产生活性氧自由基，并且造成细胞和线粒体的氧化损伤。这一点可以解释为何发展中国家人们的气喘、鼻子过敏，或其他呼吸道疾病的发病率不断飙升。

在实验室中，为呼吸道受损的老鼠提供豚草花粉萃取物之后，会对表皮细胞线粒体电子传递链的复合体Ⅲ造成损坏，释放出更多的活性氧自由基，进而造成更大的呼吸道伤害，这就是我们常见的过敏性鼻炎、过敏性支气管炎、气喘等症状。如果同样的过敏反应发生在眼结膜，就会造成常见的过敏性结膜炎。除此之外，和电子传递链有关的蛋白、热休克蛋白、柠檬酸合成酶、阴离子通道等也都受损。

豚草花粉含有NADPH氧化酶，会破坏线粒体从而产生大量自由基，实验证实如果抑制这种氧化酶，或是移除自由基，就可在动物身上看到过敏症状的缓解。

以上就是发展中国家人们的呼吸道疾病发病率飙升的重要原因，先是毒素侵犯了呼吸道上皮细胞的线粒体，导致其功能失衡，再遇到过敏原，两者叠加，症状就变得很剧烈。这样一来，也就可以解释为何我小时候的过敏越来越严重，一来是因为环境污染，包括户外空气的 PM2.5 和室内装潢的有机化学溶剂，二来是食物过敏原和家具上的尘螨，搞得我坐立不安，甚至无法呼吸。这同样也说明了为何深山里的空气有疗愈作用，因为除了没有各种人工污染之外，森林中的负离子、植物杀菌剂、含氧量，对线粒体都有修复作用。

抗氧化剂为何可以舒缓过敏?

既然毒素和过敏原造成线粒体活性氧自由基浓度的大幅飙升，会引起呼吸道的发炎现象，那么，如果给予抗氧化剂，会怎样呢?在前述的实验中，局部给予维生素 C、N– 乙酰半胱氨酸（NAC）和维生素 E 之后，过敏症状确实得以缓解。通过检查嗜酸性粒细胞数目、黏蛋白、钙离子活化的氯通道、白细胞介素 –4（IL–4）、白细胞介素 –13（IL–13），研究人员发现它们都能证实抗氧化剂可有效缓解过敏症状。

这里可以呼应我多年来在诊室里治疗各种过敏症状必用的抗敏“三宝”之一，就是在发作期大量使用维生素 C，甚至有必要的话，再加用消炎“三宝”（其中包括天然硫辛酸和 NAC），这些都是临床上的强效抗氧化剂。

另外，过敏性鼻炎、过敏性咳嗽、气喘的患者，身上常常有寒冷点，从线粒体的角度来看，就是过敏部位的线粒体受损比较严重，如果进行红外线治疗的话，可以活化局部线粒体功能。20多年来，我发现不管在发作期或预防期，使用远红外线照射仪，照射过敏部位或膏肓穴、肺俞穴、膻中穴、中府穴、云门穴，穿透到皮肤下的肺脏，都会出现非常立竿见影的效果，如果无法取得远红外线仪器，使用小太阳（红外线电暖器）也有不错的效果。

过敏性休克和肝脏线粒体的关系

过敏性休克在北美有越来越普遍的趋势。举个例子，几年前，一对年轻情侣相吻之后，女方休克死亡，原因是男方刚吃完花生三明治。此外，有几次我搭飞机时，乘务员告诉大家，当天的航班不发送零食，因为有乘客对花生过敏。可能有人会觉得这太夸张了，只有一位乘客对花生过敏，竟然整架飞机的乘客都不能吃花生。是的，航空公司就是用最严格的标准看待这件事，要不然在空中发生休克是无法进行急救的。

2018 年有一篇论文探讨花生过敏，小老鼠因花生致敏之后，肝细胞线粒体的呼吸作用效率下降、脂肪酸氧化作用减弱、活性氧自由基增加。学过生理学的人都知道，食物中的过敏原会被摄入肝脏的库普弗细胞中和 CD4 +T 细胞接触，所以简单来说，过敏原会损伤肝细胞线粒体。

在前面我们提到，毒素会恶化过敏症状，而在此实验中，又证明过敏会导致肝脏损伤，所以过敏和肝脏之间的双向关系实在很奥妙。我个人认为，花生引起的过敏性休克越来越普遍，和毒素泛滥导致肝脏受损有关。总之，过敏和肝脏之间的关系密不可分，这也解释为何肝脏在解毒时，以及身体有过敏反应时，在中医的脉诊下都同样出现弦脉。

自体免疫性疾病和线粒体的关系

所谓自体免疫性疾病，就是自己的抗体攻击自己的身体构造，引起发炎反应。但为什么要自己打自己呢？越来越多的论文强调，线粒体是免疫系统的网络中心，线粒体的起源是细菌，所以当线粒体瓦解，释出 DNA 到血液中时，就好像血液中出现细菌残骸一样，势必会诱发免疫反应。除此之外，线粒体受损时所释放的 ATP、琥珀酸酯、心磷脂、甲酰肽、转录因子 A（TFAM）都会启动免疫系统。

目前已在自体免疫患者身上找到 9 种对抗线粒体的抗体，当线粒体膜的通透性改变，而使里面的 DNA 渗漏出来，在细胞质中被监测到时，就可能会被液泡包覆起来，并送到血液循环中，引起系统性红斑狼疮。

基因研究也发现，有好几种线粒体单核苷酸多态性和系统性红斑狼疮有关，表示线粒体和系统性红斑狼疮的生成有关。在皮肌炎患者身上也出现活性氧自由基增多和骨骼肌线粒体呼吸作用减弱的现象。临床上，抑制细胞内的 mTOR（雷帕霉素靶蛋白）在治疗系统性红斑狼疮上有帮助，在系统性红斑狼疮患者的 T 细胞中，线粒体活性氧自由基有明显上升现象。

总之，线粒体通过控制代谢和活性氧自由基，来调节先天免疫和后天免疫，当线粒体损伤时，它的片段或释放的物质也会诱发免疫反应，甚至自体免疫性疾病。

细菌和病毒如何攻击线粒体？

接下来，我们要谈的是线粒体在防御病菌入侵时所扮演的角色，借此便可了解为何接触同样的病菌，有人毫发未损，有人却小命不保。

在大自然中，细菌有抑制其他细菌或病毒的机制，例如分泌细菌素或微菌素去抑制周围细菌的增长。研究发现，不同的细菌可以利用不同的策略干扰线粒体的动态平衡，从而让细菌在细胞内有存活的机会。

例如，线粒体产生的活性氧自由基可以用来摧毁外侵的细菌，但细菌有办法干扰它，也有办法让线粒体网络瓦解，此时细菌就能进入细胞内繁殖。又如幽门螺杆菌、李斯特菌都可以分泌细胞毒素，诱导线粒体断裂。另外，沙眼衣原体会在感染初期促使线粒体融合与延长，借此让细菌在细胞内大量复制，等到感染后期再促使线粒体断裂。

病毒和细菌一样有各种策略攻击线粒体以入侵细胞，例如 A 型流感病毒的毒性因子 PB1–F2，通过破坏线粒体膜电位，而使线粒体破碎化。相反，登革病毒会抑制线粒体断裂，促进融合与网状构造，使病毒能在细胞内大量繁殖。臭名昭著的新冠病毒也是通过毒性因子 ORF9b 促进融合，限制宿主细胞分泌干扰素对抗病毒。艾滋病病毒也有类似的毒性因子，运用同样的机制来破坏线粒体的动态平衡。

同样的道理，细菌入侵时，身体会启动大量免疫细胞来对抗，包括各种白细胞，所以会需要快速能源，因此让人在感染时特别疲倦。细菌会干扰宿主细胞的新陈代谢，来制造有利于细菌的环境，通常会抑制线粒体中的柠檬酸循环和氧化磷酸化，以及诱导线粒体外的有氧糖酵解。例如巨噬细胞在受到结核分枝杆菌攻击时就会如此，因而减少分泌白细胞介素 IL–1β，让细胞内的细菌有机会滋生。

细菌在宿主细胞内的能量来源是有氧糖酵解，和癌细胞类似，而且都会产生乳酸。实验证实，如果抑制有氧糖酵解和乳酸产生，可以降低细胞内细菌的存活率。各种病毒也有五花八门的技巧来利用宿主细胞，在此就不赘述了，但通常都会耗损细胞能源，让人没有体力。

总之，细菌和病毒从入侵宿主到在细胞内繁殖再到引发败血症，每个环节都和线粒体的损伤脱离不了关系。想要成功击退细菌和病毒，健全的线粒体是必备条件。可惜的是，现代饮食失衡、作息紊乱、环境毒素，都在不断损害线粒体，导致线粒体失衡，从而产生一系列疾病。

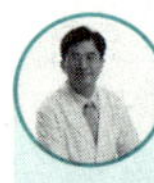

陈博士小讲堂

线粒体网络与破碎化

科学家以前认为，线粒体在细胞中是各自独立的，就像一粒一粒的小香肠散落在餐桌上一般，但后来发现不是这样的。在电子显微镜下，我们可以看到线粒体之间是有联系的，它们会通过膜的联结进行延长，甚至形成一个网状构造，学术上称之为线粒体网络。所以，线粒体会根据当下的需求进行断裂或融合，甚至形成破碎化或网状构造这两种极端的外观。我们发现，在癌细胞和被病菌入侵的细胞中，线粒体网络常常是消失的，并呈现破碎化的状态。

线粒体在细胞中不是静止的，除了断裂和融合，它们和液泡与内质网之间还有复杂的互动，这种动态平衡非常巧妙。其中有一个奥秘，就是线粒体不会自我修复，但它会“断舍离”，当线粒体内部被病毒破坏或受自由基损伤时，这颗线粒体会从中间断裂，线粒体就一分为二，较小的线粒体中就包含受损的构造，然后启动线粒体自噬，把这颗有问题的小线粒体处理掉，留下来的大线粒体就是正常的。

你从新冠疫情中学到了什么？

2020—2022 年，我在美国新冠疫情最严峻的时候，见证了病毒的无情。从医院的统计数字到身边的案例，可以很清楚地看到，有基础疾病的人症状比较严重，死亡率也比较高。什么是基础疾病？就是肥胖、糖尿病、高血压、高血脂、癌症等。这些疾病就是本书中一再强调的代谢病，换言之就是线粒体出了问题，而病毒对宿主细胞，不也是针对线粒体在进行攻击吗？所以，好像一切的焦点都放在线粒体上。

病毒无法自行复制，必须在入侵人体细胞后，利用人体细胞的酵素系统和原料进行复制与合成。有基础疾病的人，线粒体本来就有功能障碍，病毒一来，很快就被攻陷。因此，从线粒体的角度，就可以解释为何疫情之下，有人可以全身而退，有人却命丧黄泉。

“长新冠”原来就是线粒体被攻击之后，虽然病毒消退了，但断杀下造成的线粒体损伤依然存在，导致“转阴”之后，身体出现疲累、血糖不稳定、心血管疾病、免疫力低下、精神状况异常、自体免疫性疾病和癌症罹患率上升等现象，可能为期数个月甚至数年之久。

“长新冠”没有特效药可治疗，但如果我们搞清楚前因后果，就知道必须更换受损线粒体，启动线粒体再生，才能让身体的运作恢复常态。我在美国诊所里，用维生素 C、天然硫辛酸、NAC，救治数千名新冠确诊患者，无一住院或演变成重症，可以说是押宝押对了。在身体最需要的时候，提供足量的抗氧化剂，维持线粒体的完整性，不受自由基残害，能让人迅速痊愈，恢复健康。

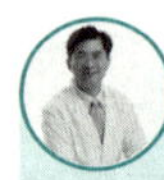

陈博士小讲堂

为何过敏时会特别疲倦？

前面一再提到，我们身体的能量来源是饮食中的碳水化合物、蛋白质、脂肪。在碳水化合物被消化分解成葡萄糖，进入细胞后，一个葡萄糖分子最终通过有氧糖酵解产生 2 个 ATP 分子，或进入线粒体，再氧化磷酸化产生 30～32 个 ATP 分子。前者的产能很少，但是速度快，后者产能很高，但速度慢。

癌细胞和免疫细胞属于快速分裂的细胞，它们需要快速能源，以便维持快速的新陈代谢，所以这些细胞会舍弃缓慢的线粒体产能方式，而倾向使用有氧糖酵解。但问题来了，有氧糖酵解速度快，但产能极低，这终于可以解释为何所有过敏患者在过敏或气喘发作时，身体感到特别疲倦，提不起劲。因为过敏时，身体要动用很多免疫细胞，例如 T 淋巴细胞、B 淋巴细胞等。这些细胞在休息状态或许会使用线粒体，但被激活时，就会进行有氧糖酵解。

我的经验是，过敏症状越严重，倦怠感就越强，从产能的效率就可见一斑，因为吃同样的一碗饭，有氧糖酵解产生的能量只有正常线粒体产能的十七分之一，这也可以解释为何癌症患者疲倦消瘦，因为能量都被癌细胞吸走了，或说食物都被癌细胞浪费掉了，而且还产生一堆身体不需要的乳酸。

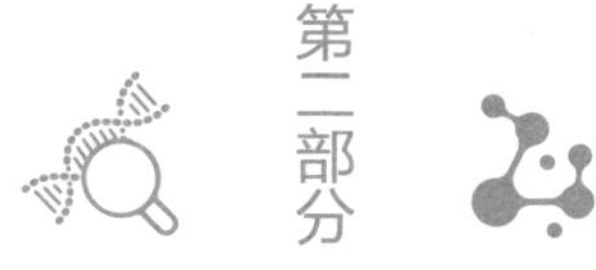

第二部分

改变生活，更新线粒体，缓解 90% 疾病

30 年前，许多疑难杂症、不治之症、重症是无解的。可喜的是，现在已有越来越多的研究勾勒出代谢病的完整面貌，可以通过线粒体活性氧自由基“自我破坏”的角度，还有线粒体外的葡萄糖代谢物“堵车”的窘境，来分析大部分疾病的成因和有效对策。从糖尿病、精神疾病，甚至到癌症、新冠肺炎，都可因此得到有效解决，这不是天方夜谭，而是美梦已经成真。

这些有效的工具，从饮食、特殊营养素、运动到作息等各方面，都已陆续被证实，能修复或提升线粒体功能。我自己也受到很大的鼓励与帮助，因为我的糖尿病基因的表达似乎就这样被抑制了，血糖恢复到 20 年前的水平，达到空前的平稳状态。

第二部分就将介绍这些可以治疗疾病、重获健康的方法。

第 7 章

如何修复线粒体？

我们利用这么多篇幅讲解现代疾病的成因，现在终于搞清楚原来问题出在线粒体失衡。我想大家最期待的就是对策。接下来，我们要从细胞层次来仔细说明对策，看看要如何把失衡的线粒体调回正常状态。

抗氧化剂是自我保护的第一机制

一些人之所以年轻时可以进行高糖饮食，一点事也没有，但年纪渐长会陆续开始出现高血糖、高血压、高血脂、高尿酸等“四高”现象，就是因为随着年纪的增长，线粒体中的抗氧化剂逐年减少。如果持续摄取高净碳饮食，而无法中和过多自由基，就会开始破坏线粒体，衍生很多代谢病，这也就是大多数慢性病（如肥胖、糖尿病、心血管疾病、失智症、癌症、精神疾病等）会随着年纪增长而逐渐高发的原因。

不过大家也别担心，大自然是很有智慧的，只要线粒体里有源源不绝的优良抗氧化剂，例如谷胱甘肽或褪黑素，就可以抵消自由基带来的伤害。

近年来，科学界一直在积极研究到底补充怎样的抗氧化剂，或是执行怎样的饮食或运动，可以修复线粒体，或者讲得更贴切一点，让线粒体不进行自我破坏，维持该有的功能，借以逆转老化，或是逆转病程。

结果目前发现，线粒体中主要有两种抗氧化剂在发挥中和自由基的作用：第一是谷胱甘肽，第二是褪黑素。至于维生素 C、维生素 E 和硫辛酸，却很不容易进入线粒体，顶多在线粒体外帮忙还原谷胱甘肽。但这并不表示补充维生素 C、维生素 E、硫辛酸对身体没有帮助，事实上，这些都是体内重要的抗氧化剂，共同形成体内的抗氧化网络，在细胞质、细胞膜、组织液、血液中，扮演极为重要的抗发炎、抗老化的角色。

看到这里，大家可能会想：如果补充谷胱甘肽或褪黑素，是不是就可以挽救受损的线粒体，或是避免它自我破坏？这个逻辑非常正确，只是想要靠口服补充谷胱甘肽，将其送到线粒体中，可能比登天还难，即使可以，也可能会引起灾难。究竟原因为何，又要如何补充才最为妥当？我们会在本章后半段详述。至于补充褪黑素，看似是一个不错的点子，而且大剂量补充褪黑素好像可以治疗癌症或一些重症，这个部分也留到后面再来探讨。

解偶联剂是自我保护的第二机制

在细讲如何正确补充抗氧化剂来拯救线粒体之前，要先讲一个稍微有点复杂但非常巧妙，而且极为重要的拯救线粒体法宝，那就是解偶联剂。

我一直强调，老化和疾病的源头，就是线粒体在产能的过程中，产生过多活性氧自由基，而损伤到线粒体的内膜构造或 DNA，导致线粒体失衡（如图 7-1 所示）。大自然很奥妙，除了线粒体自带的两种抗氧化剂中和自由基之外，它还自带一种解偶联蛋白（UCP），可以在电子传递链中，把质子在开始氧化磷酸化之前，以热量的形式"漏"出去。

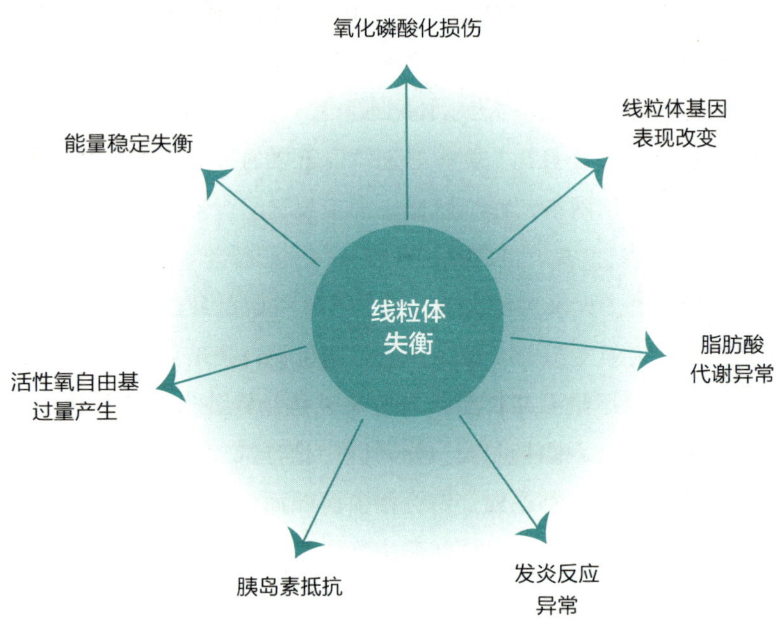

图 7-1　线粒体失衡会衍生各式各样的慢性病

质子在氧化磷酸化的过程中，本来会和氧气"偶联"（即"结合"之意，亦即把 ADP 变成 ATP，产生能量），但因为有解偶联蛋白的缘故，有部分质子不走这条路，而是从后门偷偷溜出去，变成了热量的形式。也就是说，我们吃下去的食物，不会百分之百变成能量，事实上，差不多 30% 会通过解偶联蛋白变成热量。这个转换成热量的比例不是固定的，会因为食物、药物、运动而有所差异。

这也是我们在前几章中常说的，在线粒体中，一个葡萄糖分子最多可产生 32 个 ATP 分子，有时 32 个，有时 30 个。为什么不是一个固定的数字呢？因为总会有一些能量以热量的方式“漏”出去，这也就是我们身体会感到温暖的原因。我们的身体会根据当下需求，把一部分吃下去的食物转成热量，一部分转成维持细胞运作所需要的能量。

这也终于解释了为何寒性体质的我，每次吃完大餐后就会感到全身温热，因为我吃下太多食物了，以致解偶联蛋白比较活跃，产生的热量多了一些。但我不会因为吃完大餐而力气变大，抽血报告上的数字也不会立马改善，这表示线粒体功能并未因吃完大餐而变好，相反，吃完大餐后，在显微镜下，我们会看到线粒体解离，功能会下降。

把能量“漏”出去的两大好处

把能量以热量的形式“漏”出去，有什么好处吗？有的，而且好处多多。第一，产热在寒冷的季节是很重要的。大家听过棕色脂肪吗？棕色脂肪是好脂肪，会产热，可促进身体的新陈代谢，而白色脂肪是坏脂肪，会导致肥胖和胰岛素抵抗。棕色脂肪在显微镜下之所以是棕色的，是因为细胞内有很多线粒体，而且这些线粒体的解偶联蛋白非常活跃，所以棕色脂肪很会产热。

婴儿的棕色脂肪很多，所以中医经典说“小儿为纯阳之体”，意思是小孩没那么怕冷。即使是寒性体质的人，小时候也不一定怕冷，通常要到青春期之后才会慢慢呈现出来。所以小孩应该多活动，若非必要，衣物不要穿太多，这样对日后的发育比较好。我觉得西方人这方面就做得很好，但中国的一些家长喜欢帮小孩多添衣物、睡觉盖厚被子，所以更容易养出寒性体质来。

第二，以热量的形式“漏”出去，可以让线粒体不必工作得那么辛苦，这一点非常重要。线粒体工作得越辛苦，就可能产生越多活性氧自由基从而误伤自己，尤其在丰衣足食的现代社会，每个人都吃太多了，让线粒体非常疲累，也可能让自己提早罹患慢性病，甚至早衰、早死。

超级长寿者的解偶联机制非常活跃

根据马丁·布兰德教授的研究，100 多岁的“超级老人”或超级长寿生物体的线粒体解偶联蛋白最为活跃，因为他们可能天生如此，或是因为所采取的饮食方式并不会累垮线粒体，所以不容易生病。

事实上，在动物界真的可以观察到这个现象。照理来说，体型越小的动物，心跳越快，代谢越快，寿命也越短，但鸟类是例外。鹦鹉可以活 100 年，蜂鸟可以活 12 年，这是因为鸟类的解偶联能力很强，可以保护线粒体。很多人可能不知道，蜂鸟的心跳是每分钟 1200 下，心跳这么快，能够活 12 年是非常不容易的。研究发现，蜂鸟吃的花蜜中含有维生素 A，如果让蜂鸟摄入糖水，它就不会活这么久，这是否表示其食物中的多酚或其他植物生化素，有活化解偶联蛋白的效果呢？

什么样的饮食可以活化解偶联机制?

第一次世界大战期间，德国和法国军工厂里装填火药的工人都很瘦，即使吃很多也胖不起来，而且体温都比较高，后来发现这是因为火药里面有二硝基酚这种成分。到了 20 世纪 30 年代，斯坦福大学的医生开始开立这种药来减肥，发现效果非常好，低剂量一周可减 1 磅[①]，高剂量一周可减 5 磅。但是后来使用这种药的人因为缺乏 ATP 而出现严重副作用，甚至死亡，于是美国食品和药物管理局（FDA）就将它禁用了。

蔬果中有大量多酚，和二硝基酚同属酚类，这些大自然原有的植物生化素，是植物用来保护叶绿体不受紫外线破坏的成分，被人体吃进去以后，会被肠道益生菌代谢成一些物质，从而有活化解偶联机制的效果。这也是为什么吃“彩虹食物”或补充多酚营养品，有保健养生、抗老化的效果。我们以前以为，多酚在体内的作用是抗氧化剂，但现在发现完全不是，而是解偶联剂。

最近有不少论文证实，尿石素 A 有抗发炎、抗老化、抗氧化、诱导线粒体自噬和再生等作用，是一种有效的抗老化营养素，也可以提高免疫功能、减少病毒量、改善肌肉功能、增强有氧耐力，它其实就是天然多酚“鞣花单宁”被肠道益生菌代谢后的产物。

茶叶里面也含多酚，所以多喝茶也有不错的养生效果，华人和日本人在这方面就做得很好，但记得要喝有机茶，如果喝到有农药的茶，反而会破坏线粒体。英国人在喝红茶时会加牛奶，变

---

① 1 磅≈ 0.454 千克。

成奶茶，这就不聪明了，因为牛奶会和多酚结合，让茶叶中的多酚无法发挥作用。

除了多酚，还有哪些食物或方法可以活化解偶联机制呢？目前已被证实的有酮体、醋、运动、冰水浴、热水浴。

我们通过生酮饮食、清水断食、间歇性断食、补充中链甘油三酯（MCT）或中链脂肪酸（如 C8），都可以增加体内的酮体，产生许多令人意想不到的健康好处。以前只认为酮体是一种优良的干净能源，可以解决葡萄糖能源惹出的一箩筐问题，但最近的研究发现不止于此，酮体是一种很好的解偶联剂，还可以促进线粒体再生。

这样有什么好处呢？刚才提到的二硝基酚只会降低线粒体产能、提高体温，这样长久下去，身体的能量会不足，迟早会出事。酮体虽然降低了单一线粒体产能，却会促进线粒体再生，整体而言，身体的产能是增加的，让身体的运作往更健康的路上前进。虽然酮体和二硝基酚同样都是解偶联剂，但两者的整体效应刚好相反，真的非常奇妙。

与其说酮体是高效率的能源，不如说它是一个信号分子，在饮食治疗方面很有卓见的史蒂文·冈德里医师的“狗拉雪橇”比喻就很贴切。他说，与其把一只狗累死，不如多加五只狗，让每只狗省力一点，整体而言，狗拉得轻松，雪橇也跑得又快又远，这不是皆大欢喜吗？没错，这就是酮体在线粒体中的工作，虽然线粒体工作减少了，却制造了更多线粒体，难怪在进行生酮饮食之后，线粒体的整体功能会提升，接着许多疾病会开始缓解，甚至痊愈。

凡杀不死我的，必使我更强大

讲到这里，必须要提到一个重要观念，叫作 hormesis。这个词源自希腊语 hormáein，意思是“激活”，中文是“毒物兴奋效应”，但不限于毒物，它的定义是“短暂低剂量的刺激对生物体有益，但长期或高剂量反而对生物体有害”（如图 7-2 所示）。

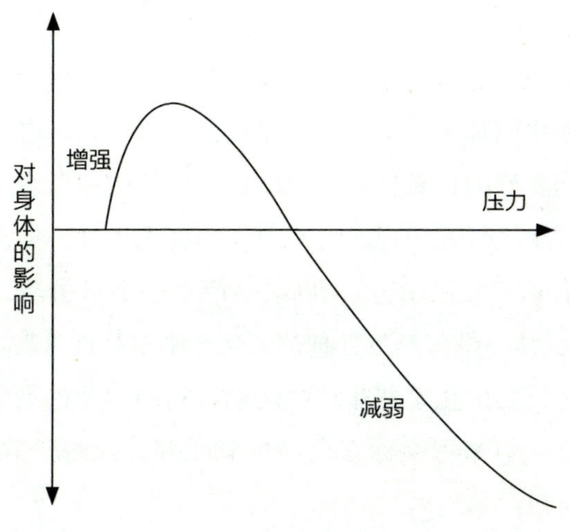

图 7-2　毒物兴奋效应

尼采说“凡杀不死我的，必使我更强大”，适当的压力对一个人是有帮助的。当人在断食或体内葡萄糖和肝糖库存不足时，身体会认为这是一个危机，开始启动消炎机制、排毒反应、解偶联机制、自噬机制等，目的就是节约能源，排出不必要的废物，以求渡过难关。这时，脂肪会在肝脏内转成酮体，酮体除了担任优秀的替代能源之外，也成了信号分子，告诉身体做一些有利的反应。

当我们在执行高强度间歇训练（HIIT）的时候，线粒体会产生活性氧自由基，这些少量的自由基对身体是有益的，它可以促使转录因子 Nrf-2 进入细胞核和 DNA 结合，启动线粒体产生谷胱甘肽，也可以促进肝脏的第二阶段解毒功能。因此，有固定运动习惯的人，线粒体比较健康，肝脏解毒功能比较好，整体而言，也不容易老化和生病。事实上，人体内还有很多途径，例如 AMPK 途径、人类叉形头转录因子（FOXO3）途径、SIRT1 途径都是很重要的抗老化途径，而且还常常同时被启动。

除了酮体、运动之外，还有很多方法可以引起这种毒物兴奋效应，例如我们都知道姜黄素、槲皮素、橙皮素、白藜芦醇、漆黄素都是非常好的抗氧化剂，可以帮助人体中和自由基，有很好的抗发炎效果。研究发现，它们的作用就像运动一样，先在细胞中产生一点点“氧化伤害”，也就是产生一点自由基，然后启动 Nrf-2 途径，诱导细胞产生各种抗氧化剂来中和自由基。所以严格来说，这些植物生化素并非抗氧化剂，它们的角色更像激素。不过，大家长久以来习惯称它们为抗氧化剂，我们就不必太计较，反正殊途同归。

剂量决定毒性，良药与毒药仅一线之隔

之前提到的冰水浴和热水浴，也属于毒物兴奋效应，当身体短暂处在极端温度时，会启动一些保命机制，第一个反应就是要保护线粒体，所以就会活化解偶联机制。难怪俄罗斯人喜欢泡冰水，日本人喜欢泡温泉，因为真的有延年益寿的效果。不过，在此我要强调一点，凡事要量力而为，一个人的良药可能是另一个

人的毒药。

请大家千万记得“剂量决定毒性”，寒性体质者可以耐受的冷水浴温度和时间，绝对和热性体质者不同。我在2023年夏天洗了一周的冷水澡，诱发了头痛，证明我还是操之过急，应该等身体状况更好的时候再来尝试，而且要循序渐进，但洗热水澡对我来说，就是小菜一碟。

沙丁鱼天性安静，在运送过程中死亡率很高，若在其中加入一条鲶鱼，沙丁鱼会四处躲避，快速游动，存活率反而大幅提高。过度压力的确会压垮一个人，但适当的压力对身、心、灵都有帮助（如表7–1所示）。有句话“忙的人才可以把事情做完”，说的就是这个道理。

表7–1 压力太少和太多都不利身心

刺激源	没有压力	适量压力	过量压力
运动量	肌少症、失能	身体处于最佳状态	运动伤害、猝死
热量摄取	肥胖、“三高”	结实、体力充沛	营养不良、饿死
营养素	生病、衰老	抗氧化、抗发炎	生病、衰老
短暂低温	易受寒	健康、长寿	冻伤、失温
短暂高温	很怕热	健康、长寿	中暑、休克
晒太阳	骨质疏松、免疫力下降	健康、长寿	晒伤、皮肤癌
求学	智力不足	脑力开发	崩溃
工作	懒散	发挥潜能	过劳死

近年来，毒物兴奋效应不只在抗老化医学中受到重视，在心

理学和社会学中也受到肯定。我在华盛顿州认识一个美国人，他已逝的祖母在遗嘱中说道，孙子满 40 岁时可以继承一片土地。我认识这个美国人时，他 35 岁，那片土地当时大约价值 200 万美元（现在可能值 300 万美元了）。但他一直没有一份正式工作，还屡次进监狱。他虽然有不少朋友，但这些朋友多半是因为 5 年后他可能会变成百万富翁，才跟他在一起的。难怪很多美国富豪不给小孩半点遗产，因为这样反而会害了小孩。

此外，还有一个真人真事，有一位单亲妈妈带一个儿子，这个儿子长到 20 多岁还跟妈妈住，不工作、不读书，也不做家务，每天就在家里打游戏、玩手机。妈妈一个人兼职两三份工作，日子过得颇辛苦。有一天，妈妈真的看不下去了，就撒了一个谎，说自己得癌症了。儿子说："那谁来照顾我呢？"妈妈说："你只好自己照顾自己了。"没想到这个打击反而让儿子振奋起来，找了一份工作，开始过正常的生活。

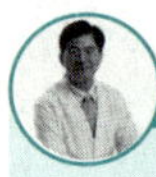

陈博士小讲堂

中药越肥美，疗效可能越差

大家知道中药材的外观越肥美，疗效可能越差吗？到批发市场买中药材时，会发现越粗大的人参、西洋参、党参、黄芪、甘草，价钱越高，蔬果也是如此。消费者都喜欢挑块头大、卖相好的。事实上这些很漂亮、看起来很有营养的植物，没有经过风霜或艰苦的环境，营养价值可能反而比较低。很多药材和蔬果的肥美外观常常是用农药、化肥撑出来的，真可用"打肿脸充胖子"来形容。事实上，植物必须遇到艰困的环境，才会激发基因，产生特殊的营养成分。现代化农业可以用肥料或激素种出又大又甜的蔬果，但那真的有益健康吗?

话虽如此，我也不是鼓励大家买药材或蔬果时只挑瘦小的。选购中药材和蔬果时，感官灵敏的人应该用口鼻来判断，而不是用眼睛。古语说，“不经一番寒彻骨，怎得梅花扑鼻香”，我自己种植的有机蔬果，不但新鲜，而且清脆香甜。我也曾经种过当归，那味道就是很够劲。市售的西洋参，免费送我我都不吃，因为不但没味道，还会咬我嘴巴，没味道是因为化肥，咬我嘴巴是因为农药。

为了挑选全世界顶级的西洋参，提供诊所患者最高效的药材，我在 2011 年亲自到美国威斯康星州的参田观摩了 11 天，每天和参农在一起。我发现有一个农夫种出来的西洋参气味最浓郁，疗效也最强，关键秘密在于他的参田有很多小碎石，虽然看起来没那么肥沃，但就是这种艰困的环境，最能激发出几乎可媲美野生西洋参的高浓度人参皂甘。

所以，植物和动物都一样可因为适度的压力而激发出潜能，太过安逸优渥的环境，常会使其平庸。

补充抗氧化剂，小心过犹不及

一个小孩跌倒了，如果妈妈每次都伸手扶他，他就不会自己爬起来。但如果真的跌伤严重，父母当然要出手援救，这就是毒物激效反应的真义。当线粒体中出现少量活性氧自由基时，因为它会诱导线粒体自行产生超强抗氧化剂，所以是好事一件。但若自由基超量，线粒体功能就会发生障碍，几年之后，就开始产生代谢病或精神疾病。

最近几年，有新闻报道指出，补充抗氧化剂或复合维生素对身体其实有害，搞得人心惶惶，人们不晓得到底该不该补充。我想，这就是不懂毒物兴奋效应所衍生的误解。

抗氧化剂的补充其实很有学问，我常提倡“大剂量补充维生素 C”，不是要你每天吃 20 克，而是在有必要时，例如感冒、发烧、过敏、发炎，甚至罹患败血症时，大剂量补充 10 克、20 克，甚至更多，通常身体会告诉我们要吃多少。但平常保养时，每天补充 1～3 克就好，结缔组织脆弱的人吃 3 克，不脆弱的人吃 1 克，且最好分次食用。不过，这些维生素 C 进不了线粒体，因为线粒体不会随便让一般抗氧化剂进入，本章后半段会详述如何让线粒体自行合成超级抗氧化剂。

补充抗氧化剂就像在养育小孩，有时要帮，有时又要懂得放手。有一项研究认为，有氧运动后不要马上摄取抗氧化剂，否则会失去运动的效果，我觉得很有道理。但隔几个小时之后可不可以补充呢？如果运动过度，已经诱发发炎，或者身体很不舒服，要不要补充呢？答案是过犹不及，因人而异。

短暂暴露在极冷或极热的环境中，对身体有益，但如果持续太久，就会造成伤害。到底多久或多冷、多热才是有益的，或才是伤害，也因人而异，很难标准化（如表 7–2 所示）。就像挫折忍受度，每个小孩都不一样，要因材施教，循序渐进，若一次给太多刺激，说不定会精神崩溃，但若呵护过度，反而会养成温室中的花朵，稍遇风雨，就不堪一击。

表 7-2 适度的压力源可以延缓老化，但过度则加速老化

压力因子	延缓老化	加速老化
温度	短暂高温、短暂低温	恒温
呼吸	短暂缺氧	长期浅层呼吸
运动	高强度间歇训练	久坐
营养（种类）	植物生化素	加工食物、垃圾食物
营养（时间、分量）	间歇性断食	过多热量摄取
心理压力	间歇性外来刺激	没有或长期刺激
心理素质	愿意接受挑战、乐观、生活有目标、可掌控生活	觉得生活充满威胁、悲观、人生缺乏目标、无法掌控生活
脑力刺激	间歇性挑战	没有挑战

补充前驱物，自行合成最好

我一再强调，谷胱甘肽是线粒体里最重要的抗氧化剂之一，在各种疾病的出现及人体全面性老化中，扮演极为重要的角色。如果增加线粒体中的谷胱甘肽，是不是可以逆转老化或缓解各种慢性病呢？

在此，我要先告诉大家一个令人震惊的答案：最近几年的人体实验已经证实，增加线粒体中的谷胱甘肽，似乎可以抑制困扰无数人的糖尿病基因的表达。这不但不是假说，在我自己身上也已经得到验证。我从 2023 年 5 月开始补充谷胱甘肽，两个月以后，似乎把我的糖尿病基因的表达抑制了。

我必须强调，直接补充谷胱甘肽是一件吃力不讨好的事，因为谷胱甘肽会被胃酸破坏，所以口服谷胱甘肽是没有用的。那么，如果使用脂质体谷胱甘肽，让它能够顺利被吸收，是不是就能解决这个问题？答案是未必，甚至有坏处，因为微量的活性氧自由基在线粒体中是有益处的，它可以作为细胞信息传递之用，每个线粒体自己会把握何时要出现多少活性氧自由基，何时又要制造多少谷胱甘肽去中和过多自由基。若把谷胱甘肽大规模补进线粒体，让每个线粒体同时接受等量的谷胱甘肽，可能会干扰或破坏这一动态平衡。因此，最有效的方法就是补充谷胱甘肽的前驱物，让线粒体自己在合适的时间与地点，制造出合适剂量的谷胱甘肽。

线粒体里的活性氧自由基大多是老化的致病因子，因此，老年人的氧化压力较高、血管内皮功能较差、胰岛素抵抗明显、认知衰退、肌力下降、肌肉流失。但致病机制到底是怎么样的呢？曾有动物实验证实，如果诱导年轻鼠的谷胱甘肽缺乏，会导致线粒体失衡。给老年鼠同时补充甘氨酸和 N- 乙酰半胱氨酸（NAC），会改善谷胱甘肽不足、线粒体损伤、氧化压力、胰岛素抵抗。听起来似乎蛮不错的，但在人体实验中会出现类似的效果吗？

2023 年 1 月，《老年医学期刊》（*Journals of Gerontology*）发表了一篇极重要的论文，论文中提到，同时补充甘氨酸和 NAC，居然可以在短短 4 个月的时间内，把七八十岁老人的各项老化指标逆转到二三十岁的状态。其中最引人注意的是，补充这种营养品竟然可以大幅缓解胰岛素抵抗，胰岛素抵抗指数（HOMA-IR）在短短 16 周内，从 10.8 降到 3.9，这对糖尿病和糖尿病前期患者而言是极大福音。

甘氨酸具有延长寿命的效果

为什么要同时补充甘氨酸和NAC，而且有这么好的效果？这个实验的目的是提高线粒体中的谷胱甘肽浓度。谷胱甘肽是由三种氨基酸组成的：甘氨酸、半胱氨酸、谷氨酸。

甘氨酸是一种非必需氨基酸，意思是人类可以在体内生成这种氨基酸，不一定要从食物中摄取。先别提谷胱甘肽，光是甘氨酸，就有延长寿命的效果。

首先，甘氨酸可以限制体内蛋氨酸转变为同型半胱氨酸，由于同型半胱氨酸会对血管产生不可逆的伤害，所以甘氨酸对血管有保护作用。其次，它可以转为肌胺酸，诱导细胞自噬，那些失去功能的僵尸细胞减少了，就可达到逆转老化的效果。

甘氨酸、脯氨酸和羟脯氨酸是构成胶原蛋白的三大成分，胶原蛋白是人体含量最丰富的蛋白质，占人体蛋白质含量的30%，而且它是皮肤的关键成分。随着年纪的增长，40岁以后，每十年大约会流失10%的胶原蛋白，等到我们70岁的时候，胶原蛋白只剩年轻时的一半。补充足量的甘氨酸可减少皱纹，改善胶原蛋白合成，防止晚期糖基化终末产物的产生。甘氨酸还可以有类似GABA的效果，是一种抑制性的神经递质，它产生的放松效果可以帮助睡眠。

不过问题来了，我们对甘氨酸的需求量可能很大。2009年有研究发现，人体每天大概需要15克甘氨酸，其中12克用于胶原蛋白合成，另外3克用于合成谷胱甘肽和肌酸等。很可惜，我们每天从饮食中大约只能得到2克，自行合成3克，所以我们每天还短缺10克。

NAC 可改善焦虑症，也能预防失智

另一种重要的氨基酸 NAC，来自半胱氨酸。半胱氨酸是一种条件必需氨基酸，意思是我们虽然能够产生这种氨基酸，但在压力或疾病的状况之下，可能无法产生足够的量。怎么办呢？没关系，如果身体需要半胱氨酸，可以补充 NAC。

单独使用 NAC 就有不少好处，首先，它是一种抗氧化剂，可以预防癌症。此外，它也有助于排毒，防止肝脏和肾脏受损。主流医学把 NAC 当作服用过量感冒药对乙酰氨基酚所造成的肝肾中毒的解药。它还有助于滋养大脑，可以调节大脑中的谷氨酸浓度。谷氨酸是大脑最重要的神经递质，但过量或过少的谷氨酸都会导致大脑损伤，与思觉失调症、强迫症和双相情感障碍有关。因此，补充 NAC 可改善焦虑症和忧郁症，也可改善认知能力和记忆力，预防失智症。

在临床上，我常将 NAC 用于治疗肺部疾病，例如一般肺炎、新冠肺炎、慢性支气管炎，甚至治疗肺癌也有不错的效果。因为它可以稀释肺部黏液，有很不错的化痰效果，也可以改善胰岛素抵抗。此外，还能增加一氧化氮来帮助降低血压。NAC 没有推荐的每日剂量，我最常用的剂量是每天 0.5～2.5 克。

为何实验中要把甘氨酸和 NAC 两种氨基酸联合服用呢？目的在于合成谷胱甘肽。

自我动态调节，才是健康长寿的关键

谷氨酸是组成谷胱甘肽的氨基酸之一，也是人体中最丰富的

氨基酸，不需额外补充。谷胱甘肽和 NAC 有很多类似的作用。到目前为止，我们不清楚 NAC 帮忙解毒、消炎、改善胰岛素抵抗的效果到底是 NAC 单独的作用，还是变成谷胱甘肽以后产生的作用。

但是，很重要的一件事是，谷胱甘肽是人体最强大的抗氧化剂之一，尤其在线粒体中更是如此。虽然抗氧化剂对人体很重要，但这 20 年来的人体实验发现一个令人沮丧的结论：补充一般的抗氧化剂似乎没有延长寿命的效果。怎么会这样呢？那是因为一般抗氧化剂进不了线粒体，而且活性氧自由基虽然臭名昭著，但它在低浓度之下，却是一种诱导毒物兴奋效应的生存信号，可以促进线粒体修复与再生。不过，一旦活性氧自由基过量，就会对线粒体和细胞造成严重伤害。

也就是说，自由基虽然会伤害身体，却有微量存在的必要。活性氧自由基（氧化剂）和谷胱甘肽（抗氧化剂）在线粒体中的动态调节，才是健康长寿的关键，而不是一味补充高剂量抗氧化剂就能达到健康目的。而且不同的组织（例如肌肉、大脑）对谷胱甘肽的需求量是不一样的。想达到抗老化的最佳效果，抗氧化剂的补充大有学问，不如大家想象的那么简单。

随着年纪的增长，线粒体中的谷胱甘肽浓度不断下降，大概到了 60 岁，谷胱甘肽的浓度便会下降到 20 多岁时的三分之一。为什么会下降呢？研究发现，可能是前驱物的可用性较低所致。那么，如果同时补充两种前驱物（甘氨酸和 NAC）会提高谷胱甘肽的浓度吗？实验已证实这是非常有效的方法，而且比补充脂质体谷胱甘肽好太多了，因为每个细胞在不同的时间点，对谷胱甘肽的需求是不断变化的，我们必须让每个细胞有自主权与灵活性。

谷胱甘肽的合成在每个线粒体中可以自动调节，线粒体会产生剂量刚刚好的谷胱甘肽，不会太多，也不会太少。

美国得克萨斯州的贝勒医学院在 2023 年开展了一项实验，招募了 12 位年轻人、24 位老年人，每千克体重每天补充 100 毫克的甘氨酸和 NAC，老年组进行 16 周，年轻组 2 周。年轻组补充 2 周之后，肌肉组织中的谷胱甘肽浓度没有发生变化（这就是为什么只做 2 周就不再继续的缘故），但老年组血液中的谷胱甘肽从一开始的 2.4mmol/kg，在 16 周后增加到 6.3mmol/kg，几乎接近年轻组 7mmol/kg 的水平。谷胱甘肽缺乏、自由基、线粒体功能、身体机能、腰围、血管内皮功能、收缩压等 7 个指标，全都明显改善（如图 7–3 所示）。

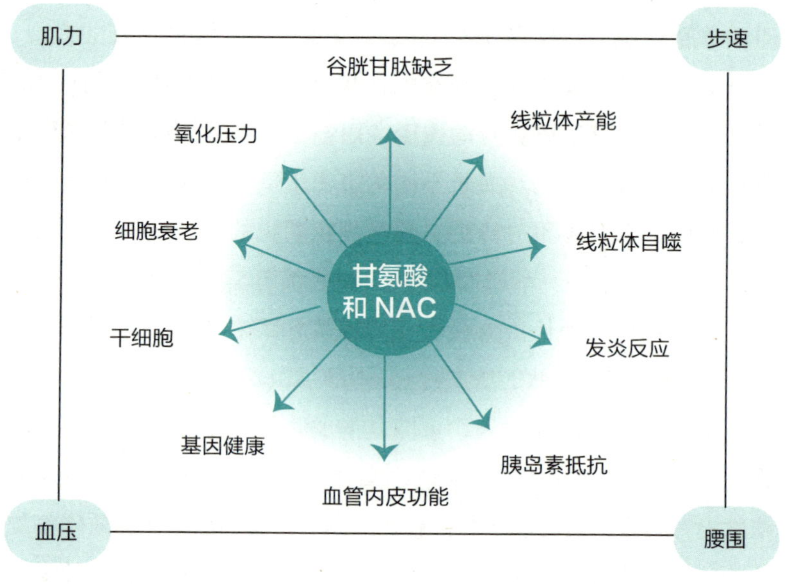

图 7–3　甘氨酸和 NAC 同时补充，对身体有全方位的抗病抗老化效果

另外还有一个老鼠实验发现，成长到 65 周的老鼠（等同于人类的中年）补充甘氨酸和 NAC 后，可以延长 24% 的寿命，也可以让老年鼠的氧化压力标志物，回到年轻鼠的水平，改善线粒体功能、启动线粒体自噬。

甘氨酸和 NAC 同时补充，除了可以促进线粒体内谷胱甘肽的生成之外，人体实验也发现，可以将老年人体内的 LC3–II 和 PINK 提高到 20 岁年轻人的水平，进而提升自噬能力。

线粒体功能障碍是造成胰岛素抵抗或糖尿病的最主要成因，因为通过转录因子传送信息到细胞核，启动了糖尿病基因。通过自动调节线粒体内的谷胱甘肽，让转录因子去抑制细胞核内糖尿病基因的表达，很可能就是服用甘氨酸和 NAC 后，空腹血糖恢复正常的重要原因。

被忽视了 200 年的牛磺酸

既然谈到了令人惊艳的甘氨酸，就不能不提 2023 年抗老化医学的重大发现：长年被忽视的非蛋白质氨基酸——牛磺酸。牛磺酸的缺乏是老化背后的推手，补充足量牛磺酸之后，会明显出现抗老化和延长寿命的效果。

牛磺酸是 200 年前在牛胆汁中被发现的，它是一种带有氨基的磺酸。严格来说，它并不是氨基酸，以前科学界一直认为它是体内无功能的代谢物，但近年来发现，它可能是抗老化的明日之星。

牛磺酸跟其他的氨基酸不一样，既不能被身体拿去合成蛋白质，也不能参与糖质新生而转变成葡萄糖，看起来好像毫无用处，但奇妙的是，这看起来没什么用处的东西，在身体里无处不在。它在比较活跃的组织或器官里含量很高，例如骨骼肌、心脏、大脑、肝脏、松果体、脑垂体、肾上腺、视网膜，其中以视网膜的含量最高。它也是大脑、肌肉组织中最丰富的非蛋白质氨基酸，一个体重 70 千克的年轻人，体内的牛磺酸含量高达 0.7 千克之多。

20 世纪 50 年代美国开始推出宠物食品，到了 1975 年，人们发现很多宠物猫的视网膜退化，甚至失明。研究发现，原来猫不能自行合成牛磺酸，所以如果猫的饮食中缺乏牛磺酸，就会造成视网膜退化、心脏与肌肉功能受损。

牛磺酸对人类而言类似一种条件必需氨基酸，人类可以从肉类和海鲜中摄取牛磺酸，也可以自行在肝脏和肾脏中由半胱氨酸合成。另外，半胱氨酸是从甲硫氨酸转换而成的，在这个过程中需要维生素 B6、B12 和叶酸的参与。

然而，随着年龄的增长，人体中的许多物质浓度也跟着下降，例如 NAD、一氧化氮、生长激素、睾固酮、雌激素、褪黑素、胸腺激素、谷胱甘肽、牛磺酸等。老化后，牛磺酸在血液中浓度会下降超过 80%，这个现象也出现在老鼠、猴子、线虫等动物身上。

实验发现，在老鼠和线虫的食物中添加牛磺酸，可以明显延长寿命。不但如此，老年鼠摄取牛磺酸 1 年之后，所有老化的生理指数都明显改善，例如骨骼密度、肌肉力量、血糖稳定性、肌肉协调性、记忆力、抗忧郁能力及抗发炎能力等。除此之外，通过 RNA 测序也发现，牛磺酸大量参与抑制老化的基因路径，例如调节氧化压力、调节免疫、调节端粒、改善线粒体功能、抑制 DNA 受损、调控表观基因组，进而调节不同基因的表达。

牛磺酸减少是因，老化是果

到底牛磺酸减少是老化的驱动因素，还是老化所导致的结果？在哥伦比亚大学欧文医学中心进行的研究，相当严谨地探讨了这个问题，并得到了“牛磺酸减少是老化的驱动因素”的结论。

该研究的作者搜集分析 11 966 人的血液，发现身体比较健康的人（也就是 BMI 较低、腰腹脂肪较少、血糖正常、无 2 型糖尿病、炎症指标 C 反应蛋白较低），血液中牛磺酸的浓度较高，而且牛磺酸浓度与身体炎症指标呈反比。种种迹象显示，牛磺酸浓度越低，老化症状越明显，而且不管多大年龄，运动都可以增加牛磺酸浓度，这也印证了运动（尤其是长时间进行中低强度的耐力训练）可以延长寿命，并改善身体机能。

这个实验还给小鼠每千克体重补充 1 克的牛磺酸，结果老鼠的耗能增加、肥胖减少、焦虑减轻、记忆力增强、葡萄糖耐受性增加、免疫力提升、肌力增强、神经系统和肌肉系统协调性改善，更重要的是，寿命延长 12%。每天早上 10 点给年长猴子服用牛磺酸，连续 6 个月，显现出来的效果更好，所有体检数值都明显改善，例如体脂下降、腰腿骨密度增加、炎症指标下降、血糖稳定、空腹血糖下降 19%、肝指数下降 20%～36%、活性氧自由基造成的 DNA 损伤指标下降高达 36% 等。总之，动物实验证实，牛磺酸减少是老化的原因，而非结果。

一个无用的东西不会高浓度地出现在身体的重要部位。例如维生素 C 在肾上腺、胸腺、脑垂体与视网膜中的浓度是其他部位的 100 倍；身体 95%的褪黑素在线粒体中；DHA 在视网膜和脑神经中的浓度最高；吃下肚的叶黄素和花青素被吸收后，都集中到视网膜中；牛磺酸几乎是眼睛内（包括视网膜、玻璃体、晶状体、角膜、虹膜、睫状肌）最丰富的非蛋白质氨基酸。

总之，虽然各种营养素在体内的作用相当奥妙复杂，但根据每种组织或器官中不同营养素的浓度，大概可以明白该营养素对该器官的重要性。如果浓度下降，该组织或器官的功能就容易下降，若把该营养素补充到理想的浓度，该组织或器官就能恢复到比较健康的状态。这个推论是非常合理且易于执行的。

至于牛磺酸在体内如何调节各种错综复杂的途径，科学界至今还有点雾里看花。研究推测，线粒体在转录过程中，很可能是 RNA 的牛磺酸化受到抑制，导致线粒体功能失常。也很有可能是牛磺酸衍生的某些分子，例如 N- 氯牛磺酸、硫化氢（H_2S）、异牛磺酸、N- 乙酰牛磺酸和 tm5s2U-tRNA，影响了线粒体平衡，从而导致老化与出现疾病。

除了对抗老化，牛磺酸还具有多重保健功效

除了抗老化之外，牛磺酸对于婴幼儿的大脑发育和智力相当重要。此外，牛磺酸还能维护视网膜功能、防止动脉粥样硬化、增加胆汁流量、抑制胆结石形成、可与胆汁酸结合以帮助脂肪吸收、帮助抗氧化剂保护肝细胞免于自由基和毒素的破坏、调节细胞内电解质的平衡、改善线粒体功能并促进线粒体生成、改善脑垂体和胰腺的功能、调节晶状体渗透压和抗氧化以预防白内障形成、改善记忆和学习能力、维持正常生殖功能、促进铁吸收以防治缺铁性贫血、对肾脏有保护作用，尤其是可以和胰岛素受体产生交互作用，通过受体后机制，促进葡萄糖进入细胞，加速糖酵解，降

低血糖。

总之，牛磺酸的效用非常值得重新审视，虽说它的功效被忽视很久，但在食品业有很多能量饮料添加了牛磺酸，以达到提振精神与恢复体力的效果，例如红牛（Red Bull）、魔爪能量（Monster Energy）、力保美达（Lipovita）等。只不过，这些销量很高的提神饮料配方里，常常添加咖啡因和维生素 B 族，以达到提神和强化运动表现的效果，不一定纯粹是牛磺酸的功效。而且牛磺酸的含量也和抗老化实验的剂量有所差距。《美国药剂师协会杂志》（*Journal of the American Pharmacists Association*）2008 年公布，市售能量饮料中的牛磺酸、人参、瓜拿纳含量，其实都达不到有效剂量。

实验中给猴子提供的牛磺酸剂量是每千克体重 250 毫克，换算成人类等效剂量为约每千克体重 81 毫克，对一个体重 70 千克的成年人来说，每天服用剂量约 5.67 克。肉类、海鲜等虽然是含牛磺酸较多的食物，但根据美国某健康网站的统计，标准美国饮食每天大概只包含 123～178 毫克的牛磺酸。依据 2012 年欧洲食品安全局（EFSA）的建议，每天摄取牛磺酸 6 克是在安全范围内的剂量，保守一点来说，每天摄取 0.5～3 克是一个有效且安全的剂量，如果想要增强运动表现，则可提高到每天 6 克。

95% 的褪黑素由线粒体分泌

线粒体中主要有两种抗氧化剂，第一种是谷胱甘肽，第二种是褪黑素。人体全身 95% 的褪黑素是由线粒体分泌的，而不是由松果体在天黑的时候分泌的。线粒体之所以分泌这么多褪黑素，不是要给大脑用，而是要给自己用，帮忙中和过多活性氧自由基，保持线粒体的完整与健康。

天黑时，进入眼睛的光线减少，大脑中的松果体就会开始分泌褪黑素，让我们产生睡意。线粒体所产生的褪黑素只能在细胞内使用，不会跑到血液里，被送到松果体中。但如果我们口服褪黑素，根据研究发现，大约有10%会进入全身细胞的线粒体中，这是一个好消息，因为表示补充褪黑素可能可以帮助线粒体恢复功能。

美国总统特朗普确诊新冠肺炎时，白宫医疗团队给他服用褪黑素、维生素D3、锌，结果3天就出院。这些顶级医生都知道，总统可不能有什么意外，而根据过去的研究证实，病毒感染细胞时，线粒体的褪黑素会减少，所以他们认为新冠病毒应该也不例外。

2020年发表的一篇论文也证实，新冠病毒进入人体以后，会释放低氧诱导因子（HIF-1alpha），阻断巨噬细胞内线粒体的丙酮酸变成乙酰辅酶A，所以不能自行制造褪黑素。如果褪黑素不够，巨噬细胞的线粒体功能产生障碍，就会导致葡萄糖无法进入线粒体，进而在细胞质“堵车”，产生细胞因子风暴。如此一来，巨噬细胞就失去吞噬病毒的功能，导致病毒大量繁衍，严重时还会导致病毒性肺炎，甚至呼吸衰竭（具体过程如图7-4所示）。

所以，不只糖尿病、高血压、双相情感障碍、失智症、癫痫、癌症，连新冠肺炎都和线粒体功能障碍及葡萄糖“堵车”有关。

很多人打了疫苗之后体力变差、产生过敏或自体免疫性疾病、罹患癌症或糖尿病，都是线粒体功能衰退所造成的。甚至确诊痊愈后，还有许多“长新冠”的症状，也是基于同样的原因。因为不管是打疫苗预防还是最终确诊，棘突蛋白都会破坏线粒体。我自己2022年确诊之后，有3个月时间体力较差，估计也是线粒体受损导致的，还好目前已完全修复。

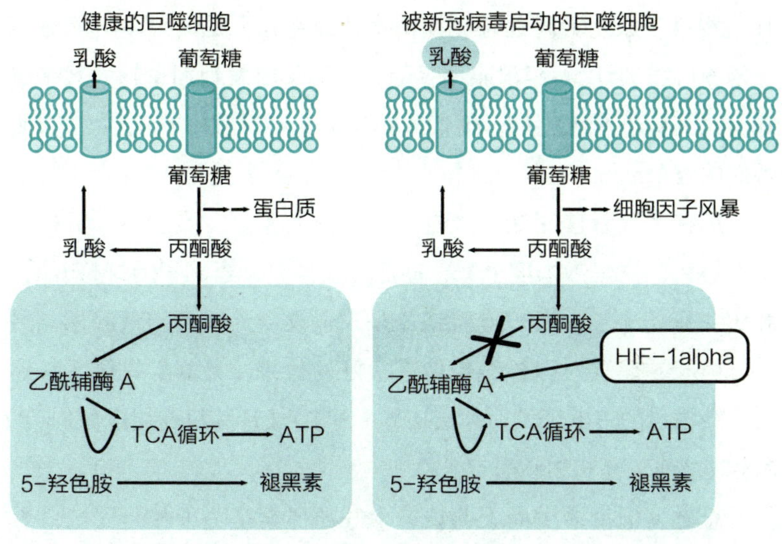

图7-4　新冠病毒会使巨噬细胞线粒体的褪黑素减少

每日补充褪黑素，在各方面均具有疗效

20年前，我们知道褪黑素可以帮助睡眠、调整时差，但最近10年，我们发现它的功效远不止于此。因为如果口服褪黑素就可以修复线粒体，那不就可以逆转包括糖尿病、癌症等大部分慢性病吗？

过去17年，褪黑素在美国的销售量增长了12倍，全世界顶尖的线粒体专家拉塞尔·赖特教授在25年内发表了1200篇科学论文，被引用了 7 万次，如果这种激素补充品没有什么效用的话，是不会有这么大的吸引力的。

话虽如此，到底要服用多少剂量，却是一个有争议的话题。有一些科学家认为睡前补充褪黑素 3 毫克几乎是松果体自然分泌量的 60 倍，所以不建议服用。但另一科学家发现剂量越大效果越好，尤其对于严重癌症，他们声称每 4 个小时服用 60 毫克，有非常好的效果。

这种大剂量使用法，来自一个老鼠实验。在实验中，关掉笼子的灯后，褪黑素浓度上升，癌症生长停止，当笼子的灯打开时，肿瘤又开始生长。所以实验结论是，建议全天候大剂量服用。另外，由于褪黑素对保护线粒体有很好的效果，大剂量提倡者也建议在高辐射的正电子发射体层摄影（PET）或计算机断层成像（CT）2 小时之前，补充 300 毫克。

总之，剂量多少尚无共识，幸好褪黑素是一种相当安全的补充品，没有致死剂量，目前公认最常用的剂量是成人每日 3～6 毫克，在许多方面都有不错的疗效。

不过，话说回来，我还是会优先考虑补充甘氨酸和 NAC 这两种前驱物，让线粒体根据自己的需要，动态合成所需的谷胱甘肽。同样的道理，我们也可以补充褪黑素的前驱物，例如色氨酸或 5-羟基色氨酸（5-HTP），它们在体内会转成血清素，然后再转成褪黑素。

过去 20 年，我使用褪黑素是比较谨慎的，通常只在调整时差或失眠时，短暂适量补充。主要原因是通常年轻人分泌的量还算多，尤其在冬天。如果是中老年人或夏天，就比较适合长期补充。另外，褪黑素和许多药物会有交互作用，所以有服用降血压药物、抗凝血药物、抗癫痫药物、会引起嗜睡的精神药物的人，以及自体免疫性疾病患者或器官移植者，不建议使用，如果是抑郁症患者、孕妇、哺乳期女性、青少年，也不建议使用。

第 8 章
饮食

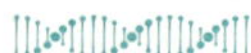

人类在地球上已出现了 250 万年，直到最近这一万年才进入农耕社会。考古学家分析原始人骨骸里的同位素氮，发现不是来自植物，而是动物，因此推论原始人是以肉食为主，野菜、野果只占饮食中的一小部分。换句话说，人类基因可能比较适合低净碳饮食，若大量摄取高净碳食物，可能容易出现疾病。难怪越来越多慢性病可以通过低净碳饮食，甚至是全肉食饮食治愈或得到缓解，这是一个不容否认的事实，虽然超越传统卫教的认知，却开启了饮食疗法的新篇章。

人类从低净碳的狩猎生活，进入高净碳的农耕社会后，因为可以通过大量种植和囤积粮食让很多人吃饱，并大量繁衍后代，也不再四处迁徙，所以产生了文明。这本是好事一桩，但在细胞中，高净碳饮食大大提高了线粒体的氧化压力，这就不太妙了。因为频繁进食、摄取过多或大量净碳，都会启动 mTOR（雷帕霉素靶蛋白）途径，打开肥胖开关，降低代谢灵活性，让身体卡在燃烧葡萄糖模式中，最后线粒体产生大量活性氧自由基，进而自我伤害，许多慢性病也因此开始酝酿。

近 50 年来的食品加工业畸形发展，使现代人变本加厉，摄取了大量精制淀粉和含糖饮料，再叠加各种饮食污染，最终让慢性病泛滥成灾。虽然很多人自认为吃得很健康，例如多吃蔬果、把淀粉改为粗粮，甚至都吃有机食物，却还是罹患“三高”、肥胖、癌症或精神疾病，这就是因为他们忽略了食物比例失衡会对线粒体造成很大的伤害。因此，想要缓解或根治大部分慢性病，第一要务就是改变饮食结构与进食频率，让细胞运作能维持在原始人类基因最适合的模式。

了解体内能量生成机制，选择适当饮食方式

从细胞的层次来看，当细胞内的营养来源（例如葡萄糖或氨基酸很充沛）时，人体就会活化 mTOR 途径，以启动细胞分化与增长、合成蛋白质。如果我们吃太多食物或进食太频繁，这个途径就会被过度活化，进而诱发肥胖、糖尿病、失智症、帕金森病、癌症等代谢病。

反之，细胞内另一个 AMPK 途径会在能量不足时被启动。AMPK 途径可以促进自噬机制、细胞再生、修复 DNA 损伤、诱导线粒体再生、启动长寿蛋白 SIRT1 的生成、抑制 NFKB 促发炎途径、提升免疫力。从宏观面来看，则可以提升体能、降血糖、燃烧脂肪、提高胰岛素敏感性、降低糖尿病风险、降低心脑血管疾病风险、抑制老化。

人体中能量的传递，靠的是 AMP、ADP、ATP 这 3 种“能量货币”。AMP 分子只有 1 个磷酸基团，是能量比较低的单位，ADP 分子有 2 个磷酸基团，而 ATP 分子有 3 个磷酸基团，是能量最多的单位。当细胞内 AMP 比较多的时候，就表示细胞内能量不足，

可能是在饥饿或运动中，这时身体会启动 AMP 激酶（AMPK），开始进行一系列动作，而这些动作都是对健康有益的，可以缓解疾病或延缓老化。

除了黑熊冬眠时只想打瞌睡，刚吃饱的老虎也是懒洋洋的，因为它们当时处于 mTOR 途径。但老虎在觅食时，就是处于 AMPK 途径，换句话说，老虎在肚子空空的时候，头脑最清醒、行动最敏捷，体力也最好。

同样，人类在进食时，身体会活化 mTOR 途径，但若我们十几个小时不吃任何食物，等肝糖用罄之后，细胞监测到营养来源减少，就会慢慢切换到 AMPK 途径。这也是为什么最近几年间歇性断食和生酮饮食这么流行，因为间歇性断食就是将进食时间限制在几小时内，让细胞可以长达十几个小时都处于 AMPK 途径主导的状态。很多人执行间歇性断食后，精神和体力都变好了，新陈代谢也得到改善，就是因为 AMPK 途径被启动了。如果有特殊需求，执行中强度运动或清水断食，AMPK 途径会更明显。

另外还有不少营养素也可达到活化 AMPK 途径的效果。近年来，这方面的科学研究如雨后春笋般出现，不仅有划时代的进展，还延伸到抗老化医学，实在令人兴奋。从细胞层面来看，慢性病和早衰是同一件事，若能抗老化，就可治疗或延缓慢性病。

为了方便大家理解，在此我把 mTOR 途径称为“冬眠模式”，将 AMPK 途径称为“原野模式”。这两种模式好像跷跷板的两端，当我们大量或频繁进食时，“冬眠模式”就被启动，而肥胖和慢性病就在后面等着你，除非你断食 4 个月，对，我知道没人做得到。但若我们每天都进行适量的运动，限制进食的时段与比例，启动“原野模式”，就像原始人一样，每天在原野上奔走、打猎，并且吃的食物也有限，就可以让肌肉结实、身材苗条、精神抖擞、头脑清醒、百病不生、寿命延长（如图 8-1 所示）。

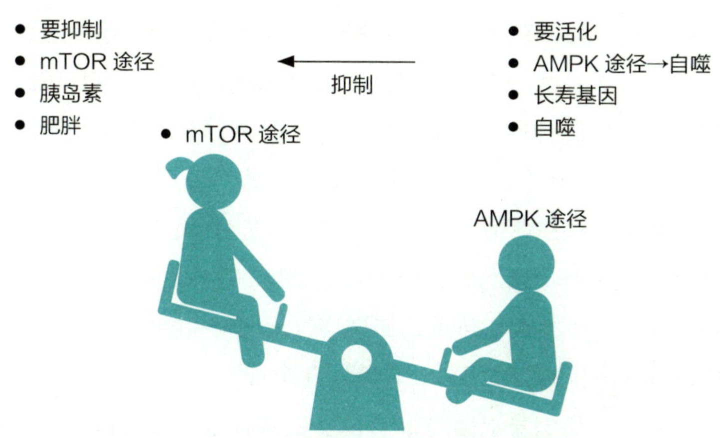

图 8-1　长寿跷跷板（延长寿命 = 抗发炎）

注：想要健康长寿，就要经常处在 AMPK 途径中。

碳水化合物吃得越多，越容易感到饥饿

饥饿感是由好几种激素（例如胰岛素、瘦素、饥饿素）控制的，我们吃越多碳水化合物，产生越多葡萄糖和果糖之后，就越容易产生胰岛素抵抗和瘦素抵抗，也会越感到饥饿。反之，如果吃的净碳越少，就越不容易饿。

正常的饥饿感是肚子咕噜咕噜叫，或是胃部紧紧热热的感觉，前者是因为肠胃蠕动加速，后者则是起因于胃酸分泌，如果 10 分钟内没有进食，这些感觉通常会慢慢消失，因为人体会把肝脏里储存的肝糖转换成葡萄糖，就不会感到饥饿了。但如果饥饿感持

续，或是饿到发慌、头晕、头痛甚至胃痛，那就是有问题的，我称之为“病态饥饿感”。一些上班族有病态饥饿感，这完全是高净碳饮食造成的。

我们的身体细胞越是以葡萄糖为能量来源，就越容易感到饥饿；反之，如果细胞擅长以酮体为能量来源，就越不容易饿。因为酮体是由脂肪转换而来的，而我们的身体储存着很多脂肪。如果你的体重是 60 千克，体脂率为 30%，那就表示你的身上有 18 千克的脂肪，够你燃烧 80 天之久。换言之，你可以执行清水断食 80 天也不会死掉，清水断食的世界纪录是 382 天，减了 125 千克。每克脂肪可产生 9 大卡热量，如果你每天会使用 2000 大卡，你就可以计算一下你的脂肪可以让你断食几个月。

换言之，我们身上随时带了很多战备存粮，可以让我们断食数月之久，应该不会有强烈的饥饿感才对。但为何现代人这么容易感到饥饿呢？如果你的身体很容易燃烧脂肪，我们称之为代谢灵活性很好，你就很不容易饿；反之，如果你吃很多主食或含糖食物，每天净碳超过 300 克，身体老是燃烧葡萄糖，就会把脂肪尽量储存起来，“舍不得”燃烧脂肪，而且你会变得很饿，因为你需要一直吃，才能够把葡萄糖转变成脂肪。

采取低净碳饮食可以消除饥饿感

如何才能摆脱病态饥饿感呢？很简单，就是关闭肥胖开关，或说把细胞的 mTOR 途径转成 AMPK 途径。直白一点就是，切换饮食内容，把净碳降下来。我们可以采取间歇性断食、清水断食、生酮饮食、热量限制等。在每日净碳摄取量低于一个数值之后，葡萄糖进入细胞的量变少了，这时体内的大部分细胞会把能量来源从葡萄糖切换成酮体。

由于身上脂肪很多，可以源源不断地转换成酮体，所以，你的“烧糖”细胞本来是能量不足的，现在变成“烧酮”细胞后，有好几个月的库存资源可以使用，你的饥饿感就会奇妙地自动消失，没有做过清水断食或生酮饮食的人，是无法想象这种感觉的。当你常常在生酮饮食和低糖饮食之间来回切换时，你身体的代谢灵活性是很高的，你体内负责燃烧葡萄糖和酮体的酶很多，这时你就可以很轻松、灵活地切换燃烧能源的方式。

在这个阶段，你“想几点用餐都可以，一天吃几餐都可以”。当我 5 年前开始执行净碳 30 饮食的时候，我有一种“自由了！”的感觉，好像以前都被食物绑架，只要一到用餐时间，食物就必须出现在眼前，不能耽搁太久，食物似乎成了自己的主人，掌控了自己的时间表。奇妙的是，执行净碳 30 饮食之后，食物不再是你的主人，你的时间表由你自己掌握，想几点吃都可以。

这里补充一下，在你执行清水断食或生酮饮食，或甚至是遇到饥荒，几个月后把身上的脂肪燃烧殆尽之后，身体就会开始燃烧肌肉，这时，就进入饥饿状态。很多人对断食心存恐惧，就是不知道断食和饥饿的差别：断食对身体有益，但饥饿对身体有害。

控制碳水化合物摄取量，便可抑制万病之源

人体就像油电混合动力汽车，想摆脱肥胖或血糖不稳定的情况，唯一且最好的方法，就是启动身体燃烧脂肪的机制，执行净碳 30 饮食，亦即将每天净碳摄取量控制在 30 克以下。净碳 30 是

非常好的饮食法，它包含清水断食、生酮饮食、低糖饮食，甚至旧石器时代饮食。而“加强版食物四分法”（亦即蔬菜、水果、肉类各占四分之一，米饭和油脂各占八分之一），可归属于净碳 100。我不建议采用蔬果汁断食，因为营养比例失衡，只有碳水化合物而严重缺乏蛋白质和脂肪。现在很热门的间歇性断食，跟净碳 30 无关，因为采用间歇性断食的人，可能是进行高糖饮食，也有可能是低糖饮食，两者的效应差别很大。图 8–2 展示了美国糖分消耗量与糖尿病肾病的关联性。

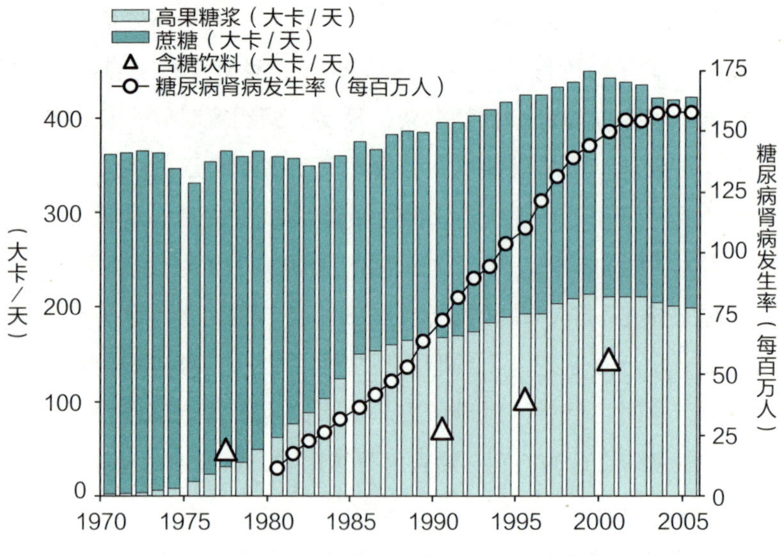

图 8–2　美国果糖和蔗糖的消耗量与糖尿病肾病的关联性

“净碳”指的是总碳水化合物减掉膳食纤维的数值，总碳水化合物包含淀粉、糖分和纤维，因为纤维对降低血糖和肥胖有着正面的影响，所以我们比较在意的是净碳，而不是总碳。前面提到的净碳 30、净碳 100，就是要知道我们每餐吃了多少淀粉和糖分。

我常在诊所里建议患者“要吃低淀粉或是低糖，甚至要无糖”，却常常遇到以下的反应：“不行啦！不吃淀粉会怎么样怎么样……”我们或许听说过人体有必需氨基酸、必需脂肪酸，却没听说过有必需淀粉、必需葡萄糖，人类就算没有摄取半点葡萄糖，身体也一样能正常运作，甚至运作得更好，所以不用担心。

高胰岛素是万病之源，它会造成糖尿病、胰岛素抵抗、腰腹脂肪增多、肥胖。胰岛素过高的根源就是净碳吃太多，胰岛素越高，人就越胖。所以，我们才要将饮食控制在净碳 100，甚至是净碳 30。

图 8–3 介绍各种饮食的净碳排行榜，数字代表每天摄取的净碳克数。

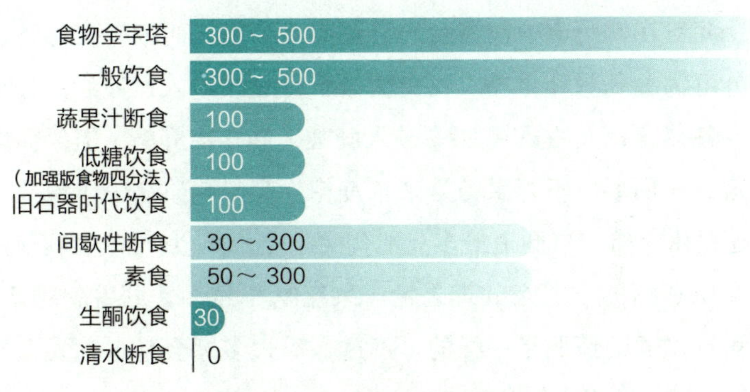

图 8–3　饮食中的净碳排行榜

另外，我们也可以根据食品标签计算出净碳量，找出每 100 克的食物中，碳水化合物和膳食纤维各含多少克，依照公式算出每 100 克净碳数，然后再看看你吃下几百克该食物，就知道你吃下多少净碳。也可以先秤出食物的重量，到食品营养成分数据库网站查询每 100 克碳水化合物、膳食纤维的量，再计算出净碳含量。

3 个月的净碳 30，可治愈脂肪肝

现代人的脂肪肝发病率呈上升趋势，经常有患者和读者问我脂肪肝要如何缓解。首先我要大家猜猜看，大多数人的脂肪肝是怎么造成的？没错，就是淀粉和含糖饮料造成的。我以前以为是葡萄糖太多，在肝脏转为甘油三酯时囤积，没想到还有一个秘密杀手是果糖。果糖的来源可以是汽水、果汁，也可以是每天三餐吃下的主食或根茎类食物。解剖发现，在脂肪肝患者的肝脏里，果糖代谢的酶过度活跃，而且肝细胞 ATP 较少，看起来都是果糖所引起的。

淀粉在胃肠道中被淀粉酶分解成葡萄糖，而蔗糖在胃肠道中被分解为葡萄糖和果糖。葡萄糖被肠胃吸收进入血液后，分布于全身各器官，大约只有 20% 进入肝脏，储存为肝糖。但果糖就不是这么一回事，不管果糖是来自蔗糖、高果糖浆、玉米糖浆、蜂蜜还是水果等，胃肠道最多只能代谢 7 克，其余全部送到肝脏中，以类似解酒的方式来处理果糖。果糖吃得越多，肝脏就越辛苦，跟喝越多酒的情况是一样的。不过，喝太多酒会醉，吃太多果糖却不会醉，所以人们会一直吃。

在 1970 年之前，美国等发达国家很少人有脂肪肝，通常是酗酒的人才会有。但在 1970 年后，非酒精性脂肪性肝病（NAFLD）的盛行率越来越高。根据美国国家卫生研究院（NIH）的统计，2019 年的脂肪肝全球盛行率已高达 38%。脂肪肝是没有任何药物

可以治疗的，但我十几年前在美国诊所中发现，低糖饮食可缓解脂肪肝，如果使用生酮饮食或净碳 30，中度脂肪肝只要 3 个月就可恢复正常。

清水断食是宇宙最强排毒法之一

所谓清水断食，就是什么都不吃，只喝水，我认为清水断食是宇宙最强的排毒法之一，因为清水断食可启动人体自噬机制、清除毒素，让受损的细胞自然凋亡，并改善发炎。

刚开始执行清水断食的人，身体会有一股臭味，好像死老鼠味。这种臭味来自体内积存了几十年的毒素。内脏脂肪或皮下脂肪中的毒素在清水断食时，会从皮脂腺中排放出来，所以身体的味道会很浓。在这个过程中，患者要多洗热水澡，把毒素洗掉，也要多喝水以促进毒素代谢。

一般人在家中进行清水断食，我只允许执行 3 天，这 3 天内只能做 3 件事：喝水、发呆、睡觉。我不建议在这期间进行脑力或体力活动，否则会增加身体负担，造成一些风险。如果身体的毛病比较严重，需要多于 3 天的时间，我强烈建议入住断食中心进行。我曾经在美国加州的一家断食中心实习，那家断食中心的断食实行得非常完善，很多人因此重拾健康，但中国台湾几乎没有真正做清水断食的机构，即使有也不敢公开，因为会有很大的抗议声音。

清水断食里的睡觉和喝水，本身就有基础的排毒效果。除了身体会在睡觉时进行修复，大脑中的毒素也只有在熟睡时，才能透过脑脊液排出，清醒或浅睡都没有这个效果。吃安眠药的人无法进行熟睡，毒素会在大脑中累积，因此我相当不鼓励长期吃安眠药，一定要尽量使用天然的助眠方法。

喝水对排出水溶性毒素非常重要，因为多喝水能改善血液循环，让血液中的毒素更快从肾脏通过尿液排出体外。如果喝水量太少，不仅循环变差，水溶性毒素也会囤积在膀胱中，等到有了足够的尿液才能排出去。当毒素停留时间一长，会不会刺激膀胱？答案是可想而知的。除此之外，多喝水也能够预防便秘，促进排便，对排出脂溶性毒素也有间接的帮助。

不仅是肝脏、肾脏，很多器官都有排毒功能，例如胃肠道。胃肠道里有多达100万亿的肠道细菌。如果肠道好菌多、坏菌少，可减少坏菌产生的内毒素，避免肠道通透性增加，而多吃蔬果、含好菌的发酵食品，可让肠道菌群变健康。

间歇性断食与生酮饮食的效果

间歇性断食最近几年非常热门，其实它就是限时饮食的一种。严格来说，它不是断食，只是将饮食的时间限制在1小时内（简称“231”）、6小时内（简称“186”），或8小时内（简称“168”），其他未进食的时段，希望细胞能走向AMRK途径，让细胞倾向于自噬，也顺便让线粒体能够休息，不要长期处在燃烧葡萄糖的状态，导致产生大量自由基。就好比要让锅炉或引擎有冷却的时间，不要运行得太烫。

我个人不是很强调间歇性断食，原因有二：第一，如果平时进行的是一般饮食，也就是高糖饮食，我觉得间歇性断食效果有限；第二，如果是低糖或净碳30饮食，其实饥饿感会自动减轻，甚至消失，此时，根本不用刻意强求自己要在几小时内吃完几餐，你可以很轻松地只吃两餐，而且要在几小时内吃完这两餐都无所谓。换句话说，如果执行净碳 30，就很容易执行间歇性断食，也会彼此强化原本各自的效果。

生酮饮食和间歇性断食一样，在最近几年非常流行，但我认为它的重要性仍然远被低估，大家还不清楚它的威力，因为酮体除了是优秀的替代能源，可以解开葡萄糖和线粒体之间纠缠不清的死结之外，近年来它开始被发现是一种特殊的信号分子，可以强化线粒体的生成，也就是让细胞长出很多全新的线粒体。这可是一个重要的功能，因为线粒体很难自我修复，最好的解决之道，就是淘汰损坏的线粒体，长出更多全新的线粒体。若能达到这个目的，很多难缠的疾病就有可能痊愈，因为行文至此，大家已清楚慢性病大都是线粒体受损所造成的。

只可惜绝大部分的生酮饮食者都执行得不到位，要不就是不验血酮，根本不晓得自己有无生酮，血酮有多少；要不就是不知道有些疾病必须把血酮提高到一定程度，才会有缓解和根治该疾病的效果，例如癌症和有幻觉的精神疾病，仅仅进入生酮状态是无用的，必须提高到一定的高水平一段时间，才能看出显著疗效，细节详见本书其他相关章节。

如果只是要减肥或缓解胰岛素抵抗，对血酮的要求就没那么高，我在拙作《低糖生酮：科学减重与慢病逆转》中有详述执行生酮饮食的所有细节，有兴趣的读者可以参考。

我要再次强调，正确的生酮饮食和净碳 30 饮食必须限制蛋白质摄取，若过量摄取蛋白质，虽不会造成血糖不稳定，却会因蛋白质会慢慢转换成葡萄糖，而让生酮饮食的效果打折，线粒体失衡的修复不够彻底，而让疾病缓解的速度减缓或停滞。

此外，想要进行生酮饮食，重点不在大量吃油脂，而是要将净碳控制在一定的数值之下，例如每天 30 克，让身体察觉到葡萄糖不够，才能启动燃烧酮体的机制。生酮饮食不一定要吃很多油脂，如果要维持体重，就要吃很多油脂，但如果要减肥，就要少吃油脂，这样才能燃烧身上的脂肪。对于有高血酮需求的患者，为了达到更新线粒体的效果，则必须摄取足够的油脂，甚至补充短链脂肪酸，以及进行中高强度运动，如此就能激发酮体的生成，而达到治疗疾病的效果。

第 9 章
运动

疾病出现前，线粒体先衰退

大部分慢性病或癌症被诊断出的 10 年前，就会开始出现线粒体的功能障碍。俗话说“预防胜于治疗”，所以检测和活化线粒体是保持健康长寿的一个极为重要且效果宏大的方法。

要破坏线粒体很快，例如你吃一颗砒霜，全身线粒体都无法进行呼吸和产能，人就会当场暴毙；你吃下大餐之后，慵懒疲倦，瘫在床上，此时线粒体处在解离的状态；当你受到精神打击时，线粒体的效率也会大幅降低，所以人会无精打采，甚至因此生病。然而，当你进行清水断食或净碳 30 饮食，或是限时饮食或卡路里限制的时候，线粒体会启动细胞自噬，并长出新的正常线粒体，此时，很多疾病也会开始缓解。

在所有修复线粒体的方法中，效果最好的当属运动，我们常听说运动让人年轻、运动可以预防也可缓解很多疾病。众所周知，运动会改善心肺、肌肉、神经、骨骼功能，肝肾排毒能力，新陈代谢，等等，但从线粒体的角度来看，则可以很清楚地解释，为何运动在改善健康方面有全方位的效果。

运动可提升线粒体数目与效能

先讲一个很基本的观念。当我们运动时，肌肉要收缩，所以需要线粒体提供能量，但线粒体的产能是有限的，所以运动越剧烈、越持久，线粒体就越可能缺氧，也会产生更多活性氧自由基。但人类的身体很聪明，会在运动完之后，提升线粒体的数目与效能，下次就能应付类似的剧烈运动，这就叫作“向上适应”。

早在 1967 年，约翰·哈洛斯基博士就发现，小鼠跑跑步机 12 周之后，后腿肌肉中的线粒体酶活性，比不运动的小鼠增长了两倍。因此，我们可以很清楚地看到，运动对线粒体有实质性的帮助，而且线粒体健康是身体健康的基础，想要健康长寿，运动是一个简便的方法。

反之，如果平常不运动，或老是卧床，身体会认为不需要太多能量，因此就会降低线粒体的数目与效能，这就叫作“向下适应”。这就是为何有些中老年人体力衰退，健康恶化，其实和缺乏运动有非常直接的关系。

不同运动可能会对线粒体产生不同的效果

不同的运动是不是会对线粒体产生不同的效果呢？没错，如果我们把运动简单分为耐力训练和阻力训练，前者可以提高线粒体的整体产能（严谨的说法是氧化能力或呼吸能力），后者可以提高肌肉量或肌力。

耐力训练也常被称为有氧运动，例如长跑、健走、爬山、游泳，当你在做这类运动的时候，需要源源不绝的氧气进入细胞，供线粒体将一分子葡萄糖分解产生 34 个 ATP。不过，运动强度越高，肌肉细胞就越可能会缺氧，而被迫启动葡萄糖的无氧糖酵解，虽然一分子葡萄糖只产生 2 个 ATP，但可应燃眉之急，这就是俗称的无氧运动，例如弹跳、短跑、高强度间歇训练（HIIT）等。

我以前在大学时参加 1500 米赛跑，选手们都知道要配速，没有一个人可以一口气冲到底，但如果是短跑的话，几乎每个健康的人都可以憋气跑完。所以，能不能憋气做完，也可作为区分有氧运动和无氧运动的简单方法。

不产生乳酸的第二区训练

近几年很流行把运动分为不同强度等级，从最轻松的第一区训练到相当剧烈的第五区训练，甚至还有第六区、第七区训练。最近非常流行的第二区训练，号称是提高线粒体功能的最佳运动，所以很多人在练习，连专业运动员都将 80% 的时间花在这种低耗能运动上，其中机制究竟为何？

有一种很笼统的说法，读者可以参考一下，就是“高强度的运动可以增加线粒体数目，而低强度的运动可以提高线粒体的效能”，我觉得虽然实际情况没那么武断，但的确是有这种倾向的。

所谓第一区训练就是一般的日常活动，因为太轻松了，对线粒体的改善效果不大。而第二区训练，比如健走、慢跑、骑自行车，或是打乒乓球、打排球，速度不是太快，运动的强度也不是太大，刚好可以充分调动线粒体的有氧呼吸，却又不会启动无氧呼吸，这时候就不会产生乳酸，也就是这项运动受欢迎的原因。

不同强度的运动对血乳酸浓度的影响如图 9–1 所示。

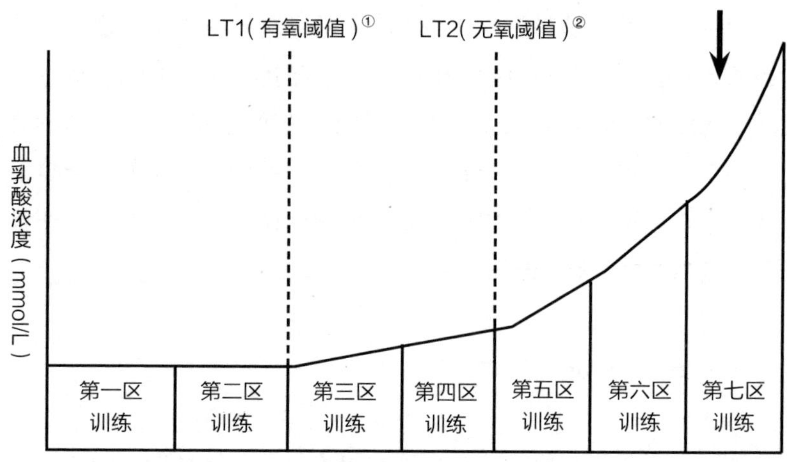

图 9–1　运动强度

注：运动强度越高，乳酸堆积越多，第一区、第二区训练不会增加乳酸，但是第五区训练以上会暴增。

如果在这种不会产生乳酸的状态下持续运动，就能训练全身的线粒体，提高其产能，身体因而更健康，运动员的表现也会更好。研究证实，想要健康长寿，高强度运动和低强度运动的最佳比例是 20∶80，也就是说，不要小看低强度运动，但必须有足够的分量。如果颠倒过来，即高强度运动占大部分的话，长久下来可能对健康不利，因为过度运动会诱导细胞凋亡。

① 在这个运动强度以下，身体的能量绝大部分来自有氧呼吸。

② 在这个运动强度以上，越来越多运动能量来自无氧呼吸，并大量产生乳酸。

进行第二区训练时，应该可以轻松聊天

在学术上，我们用乳酸堆积量和最大耗氧量来判断一个人开展的训练属于哪一区，但这种方法对一般人来说很不实用。比较简便的方法就是凭感觉：在做第二区训练时，你可以轻松地和旁人聊天，但无法唱歌。如果此时正在打电话，对方可能知道你在运动，不过你们的对话依然可以非常流畅。如果你在说话时无法完整讲完每一句话，那就表示运动强度太高了。

另外，也可用心率来判断你正在开展的训练属于哪一区（如表 9-1 所示），例如第二区训练就是将心率控制在最大心率的 60%～70%，第五区训练则控制在 90%～100%。每个区间的心率目前有许多版本，我采用的是莎莉·爱德华兹所提出的版本。所谓最大心率（MHR），就是 220 减去年龄，以 56 岁的我为例，我的最大心率应该是 164，我运动的时候心率维持在 98～115 之间，就是在第二区。如果维持在 148～164 之间，就是在第五区。现在很多智能手表都可以测量实时心率，大家可以边运动边看手表屏幕，来控制自己运动强度的所属区间。

我没戴智能手表，所以不常用心率来做判断，通常还是喜欢用“能不能和旁人交谈”作为标准。至于第五区训练，如果不借助心率监测，有没有什么简便的方法可以判断呢？有的，在第五区的“甜蜜点”（sweet spot）保持 3～8 分钟，意思是在这个强度，你的体力只能撑 3～8 分钟，如果你撑不了 3 分钟，表示强度太高了，可能已经冲到了第六区。如果可以撑 8 分钟以上，那就表示你的运动强度下降到第四区。

表 9-1 可以用心率来判断正在进行的训练属于哪一区（莎莉·爱德华兹的版本）

训练区间	别名	训练强度	与最大心率的比例	举例
第七区	极限训练	极限	>100%	最大重量举重、跳跃 10 下
第六区	无氧训练	很剧烈	>100%	30 秒～ 3 分钟间歇运动最大肌力重训、跳跃
第五区	最大摄氧量训练	剧烈	90%～ 100%	3 ～ 8 分钟间歇运动
第四区	阈值训练	辛苦	80%～ 90%	10 ～ 30 分钟间歇运动重量训练
第三区	节奏训练	适度	70%～ 80%	爬陡坡、骑山地越野车、菜园锄土、后院粗活
第二区	耐力训练	轻松	60%～ 70%	超慢跑、健走、骑自行车
第一区	恢复训练	非常轻松	50%～ 60%	日常活动、散步、做家务

超慢跑是老少咸宜的线粒体强化运动

根据美国科罗拉多州医学院教授伊尼果·山·米兰的研究，第二区训练是最能改善线粒体功能、增加线粒体数目、改善细胞有氧呼吸、清除乳酸，并且延长寿命的运动强度。我们的骨骼肌可简单区分为慢肌和快肌，慢肌中线粒体多，当我们进行第二区训练时，就是在训练慢肌，所以最容易提升线粒体功能，如表 9-2 所示。

日本慢跑专家梅方久仁子所提出的超慢跑，最近非常受欢迎，事实上，这就是一种第二区训练。超慢跑的时速大约为 5 公里，是用非常慢的方式跑步，速度几乎和走路一样慢，但运动效果是走路的 2.5 倍，跑步时可以轻松地和旁人聊天，而且保持在微笑的状态。

表 9-2 慢肌和快肌的对比

	慢肌	快肌
收缩速度	慢	快
外观	偏红（例如鸡腿肉）	偏白（例如鸡胸肉）
耐力	持久、不容易累	不持久、容易累
肌力	力气小	力气大
毛细血管	多	少
线粒体	多	少
适合运动	慢跑	短跑

很多参加长跑比赛的人，平时都通过超慢跑来训练，让比赛成绩不断进步。这看似有点违反常识，照理说，应该用比赛的速度和距离来练习才有效，怎么可能用更慢的速度就可达到训练效果？但如果用线粒体的角度来解释，就非常清楚了，因为第二区训练不会产生乳酸，肌肉都在有氧呼吸，等于是用一种不费体力的方式在训练线粒体。一旦线粒体长期在轻松的情况下进行训练，例如每次 30 分钟，每周 3～5 次，那么线粒体的功能就会不断提升，等到参加正式比赛的时候，成绩就会进步。

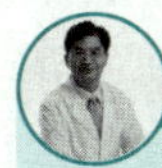

陈博士小讲堂

我为何越来越喜欢超慢跑？

我在了解第二区训练对活化线粒体有特殊功效之后，也开始超慢跑，而且越来越喜欢。超慢跑的好处有很多：第一，随时随地都可以跑，除了户外的山径、公园，也可以在家里的客厅、走廊里跑。第二，跑起来很轻松，可以边跑边聊天，找家人或朋友一起跑，还可以增进感情。第三，不容易造成运动伤害，这一点非常重要。我在服役时曾因跑步受伤，所以近 20 多年来，我很少跑步，以免引起运动伤害，也因此自觉身体的应变能力好像比年轻时差。但自从开始超慢跑以来，身体变得越来越灵活，并未对双脚和脊椎造成压力。我觉得对中老年人或筋骨比较脆弱的人来说，超慢跑是一种相当安全且有用的第二区训练，值得推广，尤其是对平时不运动的人，或有动脉粥样硬化的中老年人来说，贸然进行第五区训练是危险的，而第二区训练则相对安全很多。有人说，人们日常进行的运动训练通常就是第一区、第二区、第五区训练和重训，我觉得还挺有道理的。

年龄越大，越需要运动

年轻人的线粒体通常处在最佳状态，即使不运动，也可以保持身体健康、体力充沛，所以年轻就是本钱。但随着年龄的增长，线粒体功能，特别是燃烧脂肪的能力及产生 ATP 能量的效率越来越差，而且制造新线粒体的能力也跟着降低。面临这个趋势，我们要怎样做才能逆转呢？大量的科学研究发现，高强度间歇训练（HIIT）是对线粒体生成效果最强的运动，而第二区训练则是所有方法中，唯一可以同时提高线粒体功能和数目的运动，所以这两种训练都是值得开展的运动。

但我们不要忘了重量训练（也被称为阻力训练）。虽然探讨重训与线粒体两者关联的研究比不上第二区训练那么多，但根据目前的研究，重训也可以促进线粒体的生成并提升产能能力，只不过对老年人比较明显，对年轻人和很健康的人则不显著，这是一个有趣的现象，值得探讨。

重训并不会增大线粒体体积

想判断线粒体的功能好坏，可以通过电子显微镜观察线粒体的体积变化，也可以通过抽血看 3 种线粒体酶的浓度，这两个方法的结果挺一致的。

研究显示，重训不会增大线粒体的体积，但会增大肌纤维的体积，也就是说，我们从外表看得出来这个人肌肉变大了。一条肌纤维就是一个肌细胞，肌纤维中的细胞质变大了，但线粒体并未变大，在电子显微镜下，会形成一个线粒体变少的假象，这在学术上叫作“线粒体稀释”。因此，有些研究学者认为，就提升线粒体功能来说，重训不如耐力训练那么有效。

虽说重训不能增加线粒体的体积和效能，它却是一种对抗老化非常重要且必需的运动训练。我在《做对三件事，年轻 20 岁》和《启动身体的抗老系统》这两本书中一再提到，“肌肉是健康的存款”，重训除了可以避免肌少症，还可以促进生长激素的分泌，对身体有全面抗老化和维持健康的效果。即使目前重训不像耐力训练在线粒体研究上展现亮眼的成果，但我觉得不能偏废，因为如果忽视重训，可能会让肌肉越来越小。

重训可叠加耐力训练的效果

不管是大自然的规律，还是运动生理学的研究，都证实长期的耐力训练会让肌肉量变少，就好像非洲原始人或长跑选手，他们虽然耐力很好，但往往都长得很瘦，肌肉比较纤细。这是因为人体为了应付长时间的运动，因而发挥“节约能源”的机制，避免肌肉长大，甚至让肌肉“萎缩”，这样它耗损的能量就不会太多。我个人认为，这对老年人来说并不是一件好事，我们一定要在年轻时多长一点肌肉，让老年时有足够的肌肉量，因为肌肉就是本钱。

有些研究报告提到，耐力训练在细胞层次是在刺激 AMPK 途径，进而提升线粒体功能，而重训是在刺激 mTOR 途径，所以才能增长肌肉，因此有很多人习惯把这两类运动分开来，例如今天进行耐力训练，明天进行重训，以免两种训练互相抵消成果。

这个推理看似很有道理，却在 2011 年被推翻。实验证实，在耐力训练后加上重训，比单独进行耐力训练更能促进线粒体的生成和产能能力，还可强化蛋白质合成。意思是两种训练的效益不但没有抵消，还叠加了。我觉得这个研究的意义颇大，它告诉我们运动种类越丰富越好，不必担心互相抵消成果，合并训练效果反而会更好。

从健康的角度来看，我觉得耐力训练和重训同等重要，不能偏废，尤其是对老年人而言。不过，现代社会的现况是，年轻人偶尔会打打球或上健身房，但老年人可能因筋骨不灵活或体力大不如前，年纪越大就越不想动。我认为这都不是理由，从年轻到老，都必须随时注意肌肉、骨骼、关节的健康，保持运动的能力和习惯。筋骨有问题就用自然医学的方式处理，避免让关节炎、脊柱歪斜、筋膜沾连、慢性疲劳等不良因素来影响运动，有必要的话，可以找运动教练和物理治疗师教导与协助。

运动在预防疾病、抗癌、抗老化方面有神奇功效

体能活动对线粒体的影响很大，2016 年《美国医学会杂志》发表的论文便统计了 144 万人，其中 18 万人在 11 年内患癌，同时发现休闲式的体能活动可以降低许多癌症的罹患率，例如食道癌、肺癌、肾癌、胃癌、小肠癌、大肠癌、直肠癌、肝癌、头颈癌、骨髓癌、白血病、膀胱癌、乳腺癌等。

我在美国加州的住宅附近有一家社会活动机构，我们全家都曾是会员，常常去健身和游泳。有一年，该机构推出了一个“坚强生活”（LIVESTRONG）计划，为癌症康复者免费提供 4 个月的训练，每周 2 次，每次 75～90 分钟，主要针对心肺功能、肌力、平衡能力、灵活度。我上网查了一下，目前已服务了将近 8 万名癌症康复者。我觉得该机构这个计划很令人感动，当然很多人参与之后，健康大大改善，也会继续付费加入会员。

我想说的是，该机构也知道运动对癌症康复的重要性，所以才这么做。我在临床上也不断验证，运动对癌症有非常强大的预防和巩固疗效的效果，不管是重训还是耐力训练，只要能够长期坚持，就是有效的。

为什么呢？我在第 4 章中提过，癌症的关键成因，并非细胞核 DNA 发生突变，而是线粒体失衡，导致无法通过转录因子修复细胞核 DNA。但通过运动，可强化线粒体，进而预防癌症的复发。

我看过太多所谓的癌症康复者，他们通过手术或放化疗“切除”或“消灭”癌细胞，却因为不运动或未调整饮食生活形态，导致线粒体功能无法提升，因而在几年之后，癌症复发而快速死亡。

通常放化疗不能把癌细胞全部消灭，总会留下一些残兵败将，等到那些癌细胞败部复活之后，其威力将加倍凶猛，如果线粒体不够强大（很讽刺的是，线粒体此时已被放化疗破坏很多），正常细胞很难招架，很快就会恶化并导致患者死亡。所以千万要记得，强大的线粒体才是制胜的关键。

总之，提升线粒体的数目，活化线粒体功能，是防癌、抗老化、抗代谢病、对抗大部分退行性疾病的基础，而要达到这个目的，最重要的方法首推运动。

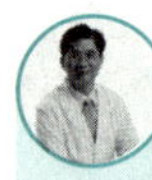

陈博士小讲堂

李小龙的线粒体功能非常强大

在近百年来，我认为肌肉线粒体功能最好的，非武打巨星李小龙莫属。在一部纪录片中，李小龙可以单手做俯卧撑，而且那只手仅靠笔直的食指和中指接触地面，那样的肌力是非常惊人的。他和历年的跆拳道冠军、空手道高手比武，也都是两三下就把对方击倒。李小龙的出拳极快，快到摄影机也无法捕捉。

相反地，我们看到很多壮汉，甚至健美先生，其实力气并不大，敏捷性也不强，有点中看不中用，这就是缺乏锻炼线粒体效能的结果。重训者的肌肉细胞体积变大，但线粒体数目并未增加，如果以数学来计算，其实他们的肌肉效率是衰退的，所以力气并未随肌肉体积而增加。

最好的运动，就是你愿意常做的运动

任何运动都有活化线粒体的效果，最好的运动就是你喜欢的运动，而且你要长期坚持。不管是超慢跑、马拉松、爬山、游泳、健走、重训、拳击还是打球，通通可以，但由于强度不同，各种运动对线粒体和全身的改善效果可能不一样。

即使是比较缓和的日常活动也有效果。2011 年发表在《刺胳针》(*The Lancet*) 期刊上的研究，调查了 416 175 人，为期 12 年，结果发现，每天做 15 分钟的适度运动，任何原因导致的死亡率就可降低 14%；如果每天的运动时间长达 90 分钟，可降低 35%；如果是高强度运动每天做 30 分钟，可降低 40%，如图 9–2 所示。

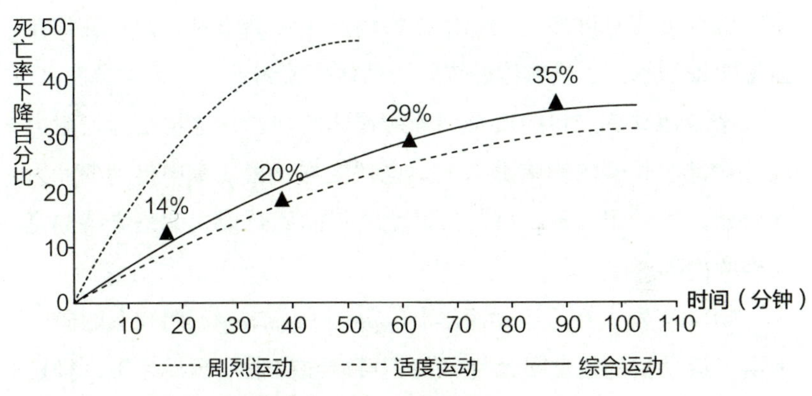

图 9–2 日常活动对寿命的影响

注：日常活动时间越长，任何原因导致的死亡率下降越多。

如果实在没有运动习惯，也别气馁，研究显示，即使是日常活动，只要稍微剧烈一点，就算持续时间只有短短几分钟，也有不错的效果。2023 年发表在《美国医学会杂志》上的研究统计了 22 398 名平均年龄化 62 岁的老年人，即使只是 1 分钟左右的日常间歇性剧烈体能活动（VILPA），例如快走、爬楼梯，每天加起来有 4.5 分钟，也可以降低癌症死亡率达 32% 之多。时间越长，当然效果越好，每天只要 4 分钟就有这样的效果，实在是低投入、高回报的运动。

总之，最好的运动就是你愿意常做的运动。

线粒体功能越强，越会燃烧脂肪

线粒体的功能越强，就越能使用体内源源不断的能量来源脂肪，也越能把乳酸燃烧掉。之前讨论过，细胞里的乳酸堆积得越多，就越可能对许多生理和精神疾病产生负面影响，而且乳酸在血液中堆积越久，线粒体燃烧脂肪的效率就越差。对运动员而言，每天辛苦地锻炼，目的就是训练线粒体的功能，这也是为何耐力训练对健康长寿的影响那么大，也呼应本书第 3 章中提到的，为何原始人类的耐力那么好。长寿跷跷板的原野模式就是维持健康长寿的代谢途径。

2018 年发表在《运动医学》（*Sports Medicine*）期刊上的研究证实，运动员的代谢灵活性很好，可以在高强度运动之下，轻松地在线粒体内将脂肪当成主要能量来源，并且将血液中的乳酸维持在低浓度水平。反观糖尿病患者或肥胖者，只能将葡萄糖当作能量来源，而且才刚开始运动，血液中的乳酸浓度就开始飙升，燃脂能力也显著下降。

所以我们看到一个很讽刺的现象，那些体内含有越多脂肪的人，越没有办法把脂肪拿来当作燃料。随着我们年龄的增长，线粒体的数目和功能都会持续下降，吃下的热量就会更容易被囤积成脂肪，导致肥胖。

总之，运动可以增加线粒体的数目并改善其功能，尤其是第二区训练、重训、高强度训练，各有各的特点，也不必避讳合并执行，如果每周 3～5 次，每次 1 小时，就可发挥很好的效果，也可提高代谢灵活性，使人健康长寿。

第 10 章
作息

抗老疗法首推睡眠

美国抗老狂人布莱恩·约翰逊，在两年内每年花费 200 万美元来尝试各种抗老疗法，甚至把儿子的血浆输入自己体内，希望可以永葆青春。我们不知道他的抗老计划能否成功，不过，当被问到这么多抗老法宝中哪一个最重要时，很让人意外地，他的答案竟然是不花钱的“睡眠”。约翰逊每天睡觉时都会用睡眠软件监测睡眠质量，他在接受采访时说，自己已连续两个月睡眠都处于满分的状态。

这个发现和我几十年来的体验不谋而合，我在 20 年前就提出“睡眠皇帝大”的口号，意思是想要健康长寿，睡眠是最重要的。由于我从小生长在升学压力颇大的环境中，所以在求学和工作期间，也和很多人一样，为了争取更好的成绩而牺牲睡眠时间。尤其是我在美国和中国台湾两地都有工作，常常旁人都进入梦乡时，我还要处理地球另一端的事务，时差对我来说根本是家常便饭。

因此，我很注重睡眠质量，也持续研究了很多改善睡眠和调节时差的方法，特别是在我知道只有熟睡的大脑才能从脑脊液排出废物后，我更重视每晚熟睡的时长。曾经有段时间，我每晚使用睡眠软件进行监测，后来还养成戴眼罩和耳塞的习惯，借以确保每晚熟睡 5 小时以上。

在这一章中，我们就来探讨作息和线粒体之间的关系，这是很少人提及，却极其重要的领域。

昼夜节律会影响线粒体运作

生物的体内都有生物钟，这个生理钟会受太阳的影响产生昼夜节律。从单细胞生物、植物一直到动物，都有这个现象，2017 年的诺贝尔奖就是在探讨基因如何调节昼夜节律。我在加州期间，每次经过向日葵花田就很兴奋，数十万朵向日葵一齐面向太阳，随着太阳的起落而跟着转头，好不壮观。事实上，只有叶片没有花的向日葵幼苗，也会跟着太阳慢慢地转头，就算我们将之移到黑暗处，它们还是维持这样的“习惯”，因为整株植物已经形成了这样的昼夜节律。

昼夜节律非常重要，全身的运作，如心跳、血压、体温、激素都深受影响。也就是说，人类通过视网膜接收阳光，经过视交叉上核（SCN）让全身运作和日光同步（这又是生物和地球共振的一个实例）。通过这个规律，身体可以预期何时会有营养上的需求，以及如何在日间提供最大的代谢能力。研究也指出，如果打乱这个规律，因为线粒体的运作规律也会跟着被打乱，所以罹患糖尿病等代谢病的概率大幅提升。统计显示，上夜班的人罹患肥胖和糖尿病的概率特别高，且并发症罹患率和致死率也相对较高。除此之外，每个内脏和周边组织，也会发展出独自的规律，所有这些信号都会和细胞里的转录因子产生互动，进而影响线粒体和细胞核基因的表现。

除了光线之外，线粒体也受到非光线因子的影响，例如食物和运动，高净碳饮食和不运动的生活形态，都会扰乱线粒体的运作规律。线粒体是整合细胞内营养的枢纽所在，也是产能的小工厂，它有自己的生物钟，也会随时根据细胞内的营养状态做动态调整，通过各种转录因子和细胞内其他构造互动，释放代谢物、多肽，甚至核酸片段等。

细胞和线粒体的昼夜节律也和长寿蛋白（SIRT1 到 SIRT7）、耗氧量、活性氧自由基、AMPK 途径的启动，有着密切且复杂的关系。看到这些运作机制，感觉就像刘姥姥进大观园一样，令人叹为观止，但也更加凸显出规律作息对线粒体运作的重要性，连带地可以借此预防和逆转许多与线粒体功能障碍相关的慢性病，因为出现功能障碍的线粒体就是现代疾病的主要病灶。

总之，昼夜节律影响线粒体，而线粒体又调节昼夜节律，这种交叉互动既复杂又神圣，我们还是乖乖地根据太阳的起落来作息，生理运作才不会出错。

睡眠剥夺会损伤大脑，甚至猝死

从前文中我们知道，线粒体是细胞的“能量工厂”，光从产能的角度来看，一个健康的人如果睡眠不足或睡眠剥夺[①]，就会导致

---

① 指的是因为某些因素造成睡眠时应该进行的细胞修护受到阻碍，不论是晚睡、熬夜、身体因素、药物干扰、疾病还是压力等，都会造成睡眠剥夺。

脑部和全身各器官的线粒体产能下降、结构受损，甚至大量凋亡。通常一个健康的人只要 24～48 小时不睡觉，就会出现疲倦、注意力不集中、记忆力减退、情绪不稳定或焦虑的现象；如果 48～72 小时不睡觉，就会造成免疫力下降、体温调节失常、消化功能减退、肌肉协调失衡、代谢功能失调；如果 72～96 小时不睡觉，就会开始产生幻觉、妄想、忧郁、焦虑；如果 7 天不睡觉，就随时可能猝死。

健康的人半夜不睡觉，就有可能产生幻觉，连续几天就会产生焦虑和忧郁，这些症状不就和精神疾病一样吗？从这个现象我们可以看出，不管是正常人还是精神疾病患者，那些脱离现实的幻觉与大脑线粒体功能失衡有关，如果能让线粒体恢复正常，自然能减轻症状，幻觉就会消失。

进一步说，正常人只要补眠，幻觉就会自动消失，至于罹患精神疾病的人，我们已经在美国诊所里验证成功，只要把血酮提高到 1.5mmol/L 以上，就可以让线粒体有充沛的优良替代能源，而且高血酮可促进线粒体生成，幻觉就可逐渐消失。这是一个天大的好消息，因为全球受精神疾病之苦的患者有将近 10 亿，而目前精神药物疗效并不甚理想。

人为什么要睡觉？

在此，我们先回过头来探讨一个很基础的问题：人为什么要睡觉？

以前科学家认为，睡觉是为了让大脑正常运作，的确，睡觉时我们的大脑会把白天学习到的内容进行加工和整合，并转化为长期记忆，因此，睡眠不足会导致记忆力减退。但后来我们发现，有些动物（例如水母）缺乏中枢神经，却也会睡觉，这表示睡觉不只是为了让大脑正常运作，而是对周边的组织也有重要意义，是什么意义呢？到底是谁在控制睡觉？接下来我就为大家仔细说明。

动物为何要睡觉？我想，很多人都会说，睡觉是为了修复。但有些生物是不睡觉的，甚至在几十亿年前，地球上的古老细胞是不睡觉的，例如类单鞭滴虫属，这是一种生活在无脊椎动物肠道里的寄生虫，它们最著名的特点是没有线粒体，而这种寄生虫就是完全没有睡眠迹象。此外，人类和牛感染布氏锥虫后，会导致脑细胞线粒体受损，而造成白天嗜睡和夜间失眠。

说到这里，可能有人会问：线粒体是让动物睡觉的原因吗？没错，地球上的原始细胞本来是不睡觉的，但大约在 20 亿年前，某种细菌进入真核细胞，促使细胞开始睡觉，并通过母系遗传，将这条指令传承 20 亿年至今。

地球上的原始细胞是进行无氧呼吸的，效率很低。大约在 20 亿年前，某种细菌进入了真核细胞，变成了线粒体，让细胞得以进行有氧呼吸，产能大幅提高 17 倍，却付出了代价，因为线粒体氧化磷酸化过程会产生大量自由基，必须牺牲一些时间让细胞去睡眠，在睡眠时产能下降，并运用内源性抗氧化剂中和自由基，免得造成细胞自我伤害。

因此，虽然睡眠看似“浪费”许多宝贵时间，而且造成动物在睡觉时脆弱、容易被捕食，但长远来看，睡眠对动物是好处大于坏处的。

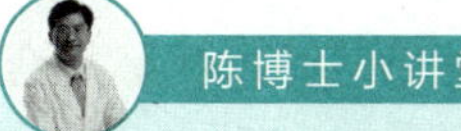

有些动物演化出一些机制，以摆脱睡眠的约束

我很喜欢养动物，我养过鸡、鸭、鹅、珍珠鸡、鹌鹑、兔子、猪、猫、狗、鱼，以后还要养孔雀和雉鸡。有些动物虽然我还没养，例如山羊、绵羊、牛、驴、骆马，但我的房客有养，我们经常一起享受观察动物的乐趣。

在养动物的过程中，我学到很多，每种动物有不同的习性，物种之间有很有趣的互动。在睡眠方面，也有些奇特现象，例如，我发现不管半夜几点起床进行观察，新店实验农场养的鸭子和鹅都是醒着的，甚至我三更半夜丢食物给它们，它们也会马上来吃，仿佛永远都不睡觉似的。

其实，鸭子不是不睡觉，而是只有一边大脑在睡觉，另一边保持清醒，这样就可以在睡觉时保持警觉，免于受到野生动物的侵袭。而狗有很特殊的多阶段睡眠机制，平均一个晚上要醒来23次，所以人类用狗来守夜，尤其几只狗一起守夜的话，就可以在夜晚发挥完美的守卫作用。睡眠是动物最脆弱的时期，为了避免被掠食，许多动物发展出一些对策，部分摆脱线粒体的“睡眠指令”。

人体会通过活性氧自由基来启动睡眠

线粒体是细胞内功能极多的细胞器，实验证实，线粒体其实可以在细胞外面，也就是人类血液中运作。但线粒体进入细胞后，则如鱼得水，可发挥多种功能。通过有氧呼吸，线粒体可以让细胞获得无氧呼吸 15 倍以上的能量，但在细胞外只能使用无氧呼吸。而且在细胞内的环境，比起动荡的外部更加安稳，可以不必与众多干扰和微生物做竞争。

以上就是从线粒体的立场，来看待进入细胞后，与之共生会获得什么好处。当然，站在动物的立场，动物给细菌这么多好处，细菌当然也要反馈，那就是“命令”动物睡觉。根据研究，线粒体会产生神经递质 GABA、GABA 前驱物鸟氨酸、多巴胺前驱物 DOPA，这些都与睡眠和清醒有关。

虽然过量自由基会造成细胞伤害，但是，少量自由基是重要的信号分子。在睡眠这件事情上也是如此，白天活动时产生的自由基是诱发睡眠的关键。老鼠实验显示，注射低浓度的氧化物质（也就是自由基）到第三脑室或下丘脑，在浓度不会造成氧化损伤之下，会提升一氧化氮和腺苷酸浓度，从而诱发睡眠。

也就是说，白天的活动越剧烈，线粒体产能越多，就会产生越多自由基，因此腺苷酸的浓度越高，晚上就越容易产生睡意。这终于可以解释，为何白天活动量大的劳动工作者，晚上通常会睡得十分香甜，反之，卧病在床的人，白天很少活动，半夜则难以入眠。我提倡十多年的“逛街疗法”也是基于这个原理，白天逛街 3～6 小时，助眠效果比吃安眠药还好。但现代人白天缺乏大量体能活动，难怪晚上睡眠质量普遍不好。

睡眠剥夺会制造大量活性氧自由基，从而诱发内源性抗氧化剂的产生。抗氧化剂除了中和线粒体自由基之外，还扮演调节睡眠的角色，就是兴奋背侧扇形体（dFB）神经细胞，使之释放 GABA。GABA 会抑制其他神经细胞的活动，从而导致睡眠的发生。总之，活动量越大、清醒的时间越长，就会累积越多自由基而诱发睡意，同时，因为自由基诱发线粒体内抗氧化剂的合成而兴奋dFB，释放GABA而诱发睡意。当睡饱之后，dFB神经细胞的兴奋性就会降低，GABA就不再分泌，人就精神百倍。

线粒体通过氧化磷酸化为细胞提供更多能量，也同时具备指挥细胞进行复制、睡眠、凋亡的能力。很多人可能不知道，肠道菌群可以遥控我们的身体器官，细胞里的线粒体又为我们提供能量、控制我们的睡眠，以及细胞的复制与凋亡，等等，原来掌控我们身体运作的是“细菌”啊！

睡眠时代谢率较低，可以让线粒体休息

一天中，线粒体的产能在下午和傍晚最活跃，当然产生的活性氧自由基也就最多。但到了晚上，代谢率下降10%～30%。核心体温在傍晚时最高，早上睡醒前3小时最低，两者大约相差1℃左右。

有调时差经验的人知道，在经历长途飞行后，三更半夜该睡觉的时候，却精神很好、浑身发热、心跳很快，因为这个时候是出发地的白天，代谢率比较高。到了白天，该精神百倍的时候，却非常困、身体较冷，因为这个时候是出发地的半夜。

所以，我们现在知道了，睡觉的其中一个目的，就是降低代谢率，让线粒体休息，就好像让锅炉可以歇会儿，不要一直工作。晚上睡觉时，线粒体不用忙于产生能量，同时还可通过褪黑素和谷胱甘肽来中和白天所产生的活性氧自由基，等到早上醒来，把自由基清理干净了，也就精神百倍了。

以上的机制，可以完美解释很多不解之谜。推论睡眠时间需

求比别人高的人，极有可能是因为身体的氧化压力比较大。我在临床上完全印证了这一点，这些人只要补充抗氧化剂，身体的毛病就会缓解，人没那么累，睡眠也不需要那么多。

我自己从青春期开始，就常常觉得睡眠不足，一天要睡9个小时才够，但从40岁左右开始，我发现睡前补充2～3克维生素C，就不需要那么多睡眠。我的感觉是，维生素C会提高我睡觉时的修复效率，事实证明也是如此。

最近我更进一步发现，使用褪黑素和谷胱甘肽前驱物，让线粒体的自由基保持在合理的范围内，早上醒来可以马上起床，完全不会想赖床，感觉身体的氧化压力已经下降。所以，从线粒体的角度来看，抗氧化剂有补眠的效果，简单来说，对睡眠时间需求越多的人，越需要补充抗氧化剂。

睡眠剥夺引起的能量耗损会造成寿命缩短

睡眠剥夺会影响线粒体产能、减少氧化磷酸化和电子传递链，而且有关氧化压力和细胞凋亡的基因表达会增加。动物实验发现，短暂和长期的睡眠剥夺都会造成肠胃、肝脏、肺脏的氧化压力提升，肝脏内的谷胱甘肽减少，动物的寿命会因此缩短，但如果补充抗氧化剂就可预防，短暂睡眠剥夺对线粒体和细胞造成的伤害，可在补足睡眠之后复原。

虽然线粒体的自我伤害在所难免，但它们会进行自噬和生成。在正常的昼夜节律之下，线粒体会受到光线的影响，在白天倾向自噬，夜晚倾向生成。这一点相当重要，就好像线粒体在睡眠时可以自我修复一般，这和我们俗话说的“睡眠时身体会进行修复”，意思是相通的。

实验证实，为期 7 天的睡眠剥夺，会在人类和动物身体上造成食物摄取和能量损耗增加，接着耗损脂肪和体脂，最后导致死亡，为期 8 小时的短期睡眠剥夺也会在人类身上造成能量损耗。动物实验证实，睡眠剥夺越久，能量损耗越多，寿命缩短越明显，但有趣的是，光是能量损耗并不会造成寿命缩短，而是必须由睡眠剥夺引起。睡眠剥夺时会明显提高休息心率，实验证实是由解偶联蛋白 2（UCP2）引起热量泄漏，尤其在肝脏和骨骼肌。

总之，睡眠不足或睡眠失调，是现代化社会一个常见现象，会造成线粒体的损伤，我们必须正视，并且用各种方法改善睡眠，才能避免线粒体失衡引起一系列疾病。

分泌大量褪黑素，才能让身体彻底休息

当夜晚来临，松果体会分泌褪黑素，让我们想睡觉。然而，如果我们打开电灯或盯着电脑或手机，让紫外线 B（UVB）或蓝光射入视网膜，便会抑制松果体的运作，褪黑素就不分泌，我们可以一直撑到深夜，长期下来，会耗损我们的身体。

更糟糕的是，很多人因为怕黑或没安全感，睡觉时开着小夜灯，或是屋外路灯太亮，照得卧室灯火通明。这些都不是大自然夜晚应有的现象，会让视网膜无法休息，感光细胞的线粒体也会受到影响。实验证实，比起睡觉时房间很暗（3lx）的人，房间光线稍暗（100lx）的人心跳更快、心率变异性（HRV）[①] 更差、隔天

① 连续心跳速率变化程度。

的胰岛素抵抗也会增强。

其实 100lx 不算很亮，但睡眠时只要有光线存在，就会干扰自主神经系统。大家可以在手机上下载一个免费 App（我现在使用的是“Light Meter”），然后把手机放在眼睛的位置，对准光源，这样可以客观测量到达眼睛的光线强度。如果你想设计或购买有特殊疗效的光疗产品，也可以用这个方法来判断使用距离，以免太远达不到效果，太近又会伤眼。

总之，现代生活中，夜晚蓝光泛滥，不只让眼睛疲累，也会影响线粒体，所以褪黑素这个议题特别值得重视，我认为防蓝光镜片或抗蓝光屏幕都是必要的投资。

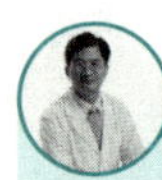

陈博士小讲堂

如何快速调整时差？

其实，早在 1729 年，就有人观察到并提出生物的昼夜节律。含羞草即使在没有日光的地方，也有 24 小时的转向规律。经常在国际间往返的人对这个规律一定不会陌生，例如我从中国台湾飞到美国，落地后几天内，生理运作还会维持在中国台湾的昼夜节律，白天想睡觉又怕冷，晚上睡不着、心跳快、浑身发热，要几天后才能调好时差。

后来我发现，到达目的地后，白天尽量多晒太阳、多活动，晚上睡前补充褪黑素，时差会比较容易调整。但随着年龄的增长，调回时差所需的时间越来越长。最近几年补充 NMN 以后就非常轻松，有时根本没有时差可言，我认为这是长寿蛋白 SIRT1 修复了一些染色体所产生的效果。

褪黑素会抑制生殖能力

褪黑素有很多作用，其中一个很奇特的作用就是影响生殖能力。因为春夏季节食物丰富、气温舒适，所以自然界的动物通常是在温暖的春夏季节择偶、交配、怀孕、生产，不会在天寒地冻的时候做这些繁衍后代的事情，毕竟先度过严冬才比较要紧。

我在华盛顿州的住宅后院农场，本来养了十几只鸡，因为母鸡自己会孵化和养育小鸡，所以我们的鸡就越来越多，最多时高达 50 只。在养鸡的过程中，我发现冬天的产蛋量很少，但到了夏天就很多，而且夏天气温高，即使母鸡照顾得没那么周到，小鸡也很容易存活。

动物的特定行为会受到阳光的支配，北半球的夏天日照时间比冬天长，会抑制褪黑素的分泌，使生殖能力变强，不但睾酮和雌激素分泌增加，睾丸和卵巢越趋成熟，动物也越会“发情”，有养宠物或家禽家畜的朋友应该都不陌生。实验证实，人类在白天照射阳光之后，也都有这个现象。

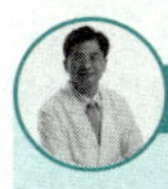

陈博士小讲堂

青春期不可补充褪黑素

褪黑素除了对于失眠、有时差、亢奋的人有不错的效果，近年来，有关褪黑素缓解其他疾病的研究，也有很不错的进展，所以这种补充品在最近几年非常热门。

不过，有几点需要特别注意。第一，褪黑素不适合青春期的青少年服用，因为它会抑制性腺的发育。青春期前儿童的体内褪黑素非常高，所以小孩通常睡得很熟，即使有人在旁边吵闹也不会醒来。人体就是用这么高浓度的褪黑素，避免小孩性腺提早发育，直到进入青春期，分泌量才会下降，然后开始发育。

之前曾经有新闻报道，有些小女孩提早发育，例如小学二年级就来月经初潮，除了和饮食有关之外，也有可能是因为晚上睡觉不关灯，导致褪黑素不分泌，而刺激性腺提早发育。所以，顺应大自然的规律是很重要的，大自然的晚上是黑暗的，睡觉时不可有光线，否则会破坏体内的规律。

第二，褪黑素会和免疫抑制剂产生交互作用。在临床上，曾有自体免疫性疾病患者告诉我，补充褪黑素让他们症状恶化，后来查证是因为他们长期服用免疫抑制剂，因此临床上使用时我会比较谨慎。

重要生理运作通常会有多套机制

大自然在重要的生理运作上常有两套机制，以防一套机制失灵时，还有一套备用。阳光除了可以照射到视网膜，抑制褪黑素，提升性能力之外，照射到皮肤时，也会刺激睾酮和雌激素的大量分泌，让精子和卵子的质与量显著提升，同时也提高了两性的交配欲望。动物实验和人体实验都证实了这个现象，这种刺激性欲的效果不需太长时间，只要一两次大量暴露在 UVB 下就有效果。

我再举一个双重机制的案例。从以前的研究中可以得知，皮肤晒太阳可以帮助止痛，但最近的实验证实，UVB 进入视网膜后，会刺激外侧膝状体，进而激发中脑导水管周围灰质释放内源性阿片样肽，例如内啡肽等，达到止痛效果。临床上，强光治疗可以减缓头痛、肌纤维痛、下背痛等，现在都已有清楚的生理机制，这些也是通过视网膜诱发大脑达到的效果。

地球上的生物就是这样完全融入大自然的规律之中。只是随着科技的发展，现代人常常为了方便或乐趣，而忽略顺从大自然规律的重要性，以致衍生出一些代谢病。

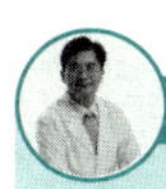

陈博士小讲堂

冬天要多晒太阳

1997—2004 年，我住在华盛顿州的西雅图，觉得一年比一年冷，而且还出现季节性忧郁。不过，2019 年我再度回到华盛顿州，至今却没有越住越冷的感觉，原因是我善用热水池、壁炉、小太阳并坚持运动。壁炉和小太阳是我非常看重的设备，除了提供温暖之外，也提供源源不断的红外线，在促进健康方面扮演一个很重要的角色。

30 年来，我一直很想在家里装桑拿红外线烤箱，却没能实现，因为在加州和中国台湾时，感觉似乎没那么需要。然而回到华盛顿州以后，冬天比较湿冷阴暗，觉得这应该是一个值得的投资。

回想起 1997 年前后，我在西雅图的康复中心工作，由于纬度高，冬天日照很短，天还没亮就要出门上班，而下班时已天黑，整个冬天好像都看不到太阳，心里有一种渴望太阳的感觉。

高纬度的北半球，冬天日照短，所以需要刻意制造跟太阳接触的机会，只要太阳一露脸，就要赶紧迎上去，不只是为了白天的体力与晚上的睡眠，也是为了提振情绪。此外，白天使用强光照明，家中最好随时有小太阳待命，这样就可维持正常的昼夜节律，活化线粒体，改善身体机能。

第 11 章
毒素

农药泛滥，要懂得自保

我从十几岁开始，就有一种“特异功能”，可以在吃下蔬果后 5 分钟内，知道有没有农药，如果有的话，我的胃会有一种特殊的感觉。所以，我不随便吃草莓、葡萄、莲雾、枣，因为我的胃告诉我这些水果含有很多农药，甚至我吃芭乐、苹果都要削皮，以防果皮有农药。

到了美国之后，我尽量吃有机水果，不能剥皮的水果我尽量不碰，这是一种自我保护机制，若不这样做，我的肠胃功能就会不好，甚至会有中毒的现象。最近十多年，我有 15 次中毒经验，都是在不小心的情况下吃到农药所致，没办法，我的身体就是比较敏感。后来我干脆开垦一个实验农场，也在美国住宅后院开垦菜园和果园，只有吃自己种的蔬果，才能百分之百放心。

我曾在健康之音和媒体采访中提到，美国孟山都公司（Monsanto）制造草甘膦和转基因作物。草甘膦是一种除草剂，在世界上被广泛使用，大约有 500 个别名，不只使用在蔬果上，而且美国允许喷洒在谷类上的草甘膦剂量是蔬果上的 200 倍，甚至采收前 1 个月还可合法喷洒，所以玉米、小麦这类谷物的农药残留不可小觑。尽管国际癌症研究署（IARC）明确规定这是致癌性明显的除草剂，一些政府却接受孟山都的游说，采纳厂商自制的研究报告，认定它是安全的，而且允许剂量越来越高。

根据统计，目前美国超市30%的食品都受到草甘膦的污染，更何况我们周遭的除草剂和杀虫剂远远不止草甘膦一种，多种毒素叠加后的危害非常可怕。

农药可能导致神经系统与肝肾损伤

线粒体对于毒素相当敏感，实验室在做线粒体毒素测试时，就是拿农药来测试的。大家不妨想一想，喷洒在蔬果上的农药，有多少会被大自然降解呢？用清水或清洁剂洗菜，可以洗掉多少农药？当系统性农药被植物从根部吸收，送到枝叶果实，我们洗得掉吗？万一不幸把这些作物吃进身体里，难道不会伤害线粒体吗？罹患各式各样的疾病，甚至癌症，跟农药的滥用有没有关联呢？

有越来越多的临床报告证实，使用农药会造成肝肾损伤、儿童发育障碍、神经系统伤害、激素和免疫力失调等。

事实上，如果能够善用生物防治法，根本没必要喷农药，连施化肥我都不赞成，种植蔬果一定要讲究天然。

农药对线粒体的慢性伤害，不容忽视

农药这个字的定义很广泛，包含杀虫剂、除草剂、杀真菌剂和其他用来控制害虫的物质。农药急性中毒在神经系统上的危害有明确的文献记录，但慢性暴露所造成的后果还有争议。有些杀虫剂和杀螨剂直接破坏线粒体的氧化磷酸化作用——产生 ATP 最后且最关键的步骤。而其余的农药则通过制造活性氧自由基、活性氮自由基，或是抑制电子传递链复合体Ⅰ～Ⅲ及解偶联效应，来造成氧化磷酸化的次级损伤。

不同的物种会对不同的化学药剂有不同的敏感性，例如昆虫和鱼类对抑制复合体Ⅰ的农药最敏感，而哺乳动物则对抑制神经细胞线粒体的农药最敏感。由于大脑和心肌细胞对于能量的需求量最大，通常中毒 3 分钟后细胞就会停止运作。

虽然不同农药作用的机制和位置不一样，但我们大致可以将其分成两类：一类是电子传递链复合体Ⅰ～Ⅲ的抑制剂，另一类是氧化磷酸化的解偶联剂，让 ATP 的产出效率降低。不管是哪一类，最终都会造成线粒体功能的损伤，线粒体一旦损伤，就会造成细胞信息传递失衡、电解质紊乱、外观和复制功能失调，最后诱导细胞凋亡。

重金属的首要攻击目标就是线粒体

我从 19 岁开始，做俯卧撑时，双臂会不自主地发抖，而且吃完大蒜后，全身血管不舒服。一直到我三十几岁在美国念自然医学专业时才知道，这是肝脏第二阶段解毒功能的硫酸化作用被重金属汞破坏所致。

我的成长环境中充满污染物，当然饮食中也有，可能我就是在这样的背景下，不知不觉吃进太多重金属，破坏了解毒功能。移居美国十几年后，症状慢慢消退，重金属检测虽然显示汞砷铅超标，但跟中国台湾的背景值[①]差不多，所以还好。没想到回到台北市中心住几年之后再去检查，汞砷铅爆表。

我想强调的是，重金属无所不在，尤其在发展中国家，很多身体的症状或疾病，都和体内重金属过多有关。由于线粒体含有各种多元不饱和脂肪酸，所以重金属进入体内后，第一个攻击目标就是线粒体。越来越多实验证实，重金属造成的线粒体损伤是一连串的：活性氧自由基增加、抗氧化酶剥夺、电子传递链受损、氧化磷酸化作用受损、线粒体内膜受损、线粒体膜渗透度上升、线粒体 ATP 产能下降、离子交换失衡、线粒体膜电位下降、DNA 损伤、线粒体凋亡、细胞凋亡。

2023 年《细胞生物化学和生物物理学》期刊发表的论文也指出，把铅和汞浸泡在胚胎肾脏细胞 12 小时后，30%～40% 的细胞线粒体会出现活性氧自由基增加、线粒体膜电位下降、细胞内钙离子浓度增加等现象，进而造成细胞凋亡。简单来说，重金属会毒杀线粒体，体内的重金属越多，线粒体的损伤就愈严重。

最常见的重金属是汞、砷、铅、镉，在生理运作中，这些属于非必需元素，但即使是必需元素锌、铜、铁、钼、锰、硒、铬、钴，一旦超量，也有可能造成线粒体损伤。

人工药物容易损伤线粒体，要谨慎使用

俗话说“是药三分毒”，这句话用在人工药物方面再贴切不过，

① 指在不受外源物质影响的情况下，环境组成的各要素，如大气、水体、岩石、土壤、植物、农作物、水生生物和人体组织中各种化学元素的含量及其基本的化学成分。

很多药物对线粒体有负面影响，所以能够不吃药，就尽量不要吃药。从自然医学的角度来看，大部分疾病其实不需要药物就可改善或治愈。

大家千万别误以为我是“西药的坚决反对者”，或是“吃不到葡萄说葡萄酸”，我必须声明，人工药物有它的必要性，在紧要关头可以救命，而我在华盛顿州和加州的自然医学医师执照，是允许我开立处方笺的。换言之，必要的时候，我也会给患者开处方药，但重点是我很少开药，因为大部分疾病其实不使用西药也可以处理得很好。

在此，我列出常见西药对线粒体的影响（如表 11-1 所示），请大家务必记得，只要可以用饮食或营养素调理，就不要随便使用药物。如果一定要使用药物，则必须注意药物副作用，一旦出现副作用，就要跟医生沟通，看能否减量或换药，同时，也要用本书提及的各种方式提升线粒体功能或诱导线粒体再生。通常西药的短暂使用对线粒体的伤害较少，也较容易修复，所以长期用药的话，就特别要维护线粒体健康，否则会加速代谢病的生成。

表 11-1　常见西药对线粒体的影响

药物类别	影响线粒体
抗病毒药物	齐多夫定：抑制线粒体基因复制 司他夫定：损伤线粒体基因
降胆固醇药物	辛伐他汀：降低电子传递链的辅酶 Q10 浓度 普伐他汀：减少偶联作用
抗精神病药物	氯丙嗪：抑制 ATP 酶活动 氟哌啶醇：增加活性氧自由基

续表

药物类别	影响线粒体
抗抑郁药物	阿米替林：增加活性氧自由基 舍曲林：扰乱线粒体膜导致肿胀
化疗药物	阿霉素：增加活性氧自由基，DNA 内收，铁超量 顺铂：损伤电子传递链，增加活性氧自由基 他莫昔芬：抑制呼吸作用，提高脂质过氧化
抗生素	克拉霉素：抑制线粒体蛋白质合成 多西环素：抑制线粒体蛋白质合成
降血压药物	卡维地洛：抑制线粒体氧气消耗 卡托普利：抑制 ATP 酶活动
抗癫痫药物	丙戊酸钠：抑制柠檬酸循环和脂肪酸氧化 苯妥英钠：抑制电子传递链 卡马西平：抑制线粒体呼吸作用
镇痛药	对乙酰氨基酚：诱导氧化压力导致 DNA 损伤 曲马多：直接抑制脂肪酸合成 双氯芬酸：增加氧化压力
抗凝血剂	阿司匹林：解偶联氧化作用 氯吡格雷：降低线粒体膜电位

讲到这里，可能很多人想知道怎样可以解除毒素对线粒体的伤害。我要说的是：不容易啊！预防绝对胜于治疗，很多毒素进去容易出来难，例如铅的半衰期长达 50 年，意思是我们要花 50 年的时间，才能排出误吃下去铅含量的一半，有些剧毒（例如氰化物）甚至吃下几分钟内就会一命呜呼，没有解毒的机会。至于一些毒性较低或是剂量极少的毒素所造成的线粒体伤害，除了可通过拙作《怎么吃，也毒不了我》一书中所提到的各种方法，把毒

素排出体外，也可通过运动、睡眠、补充特殊营养素、清水断食、生酮饮食，来启动线粒体的自噬和生成，把受损的线粒体构造“断舍离”，然后再长出健康完整的全新线粒体，这个机制是真实存在的，我前述的汞伤害就是这样缓解的。

第 12 章
地球

在讲述地球如何影响线粒体与人类健康之前，我想要声明一点：我不是故意要讲一些属于边缘科学的内容，我只是一直在寻找可以促进健康的方法，以期解决每个人的健康问题，尤其是和我个人、家人、患者、读者相关的。所谓的边缘科学，指的是一些走在时代前列的科技发明，虽然尚未完全被主流科学接受，但已经有人提倡，甚至开始应用。根据统计，边缘科学大约有十分之一在未来会被纳入主流科学，大约十分之九会被证实为伪科学。

运用电场和磁场可降低血糖

我的父亲和岳父都是在 39 岁确诊糖尿病的，所以我、我爱人和三个小孩都有很强的糖尿病基因，也因此，最近几年我一直积极寻找可以缓解或根治糖尿病的方法。

2022 年，我听到一个故事，美国有两位年轻博士，女博士做糖尿病的实验，男博士做电磁波的实验，因为男博士经费不够，就向女博士借了一批老鼠做实验。当男博士做完实验，归还老鼠时，女博士发现这批老鼠的糖尿病都好了，男博士说他只是给老鼠加了一些电场和磁场而已。精彩内容就从这里开始，两个博士开始探讨原因，后来他们发现，只要在胰脏外面的体表加特殊的电磁场，每天 7 小时，就可以让血糖全天维持正常。他们在征求研究机构的同意之后，发表了论文。

为什么电场和磁场有稳定血糖的效果？论文的解释是，特殊的电磁场会诱导线粒体释放微量活性氧自由基，这些信号会负反馈，增加胰脏细胞的抗氧化剂，降低氧化压力，如此就会提高细胞膜对胰岛素的敏感性，血糖就下降了。之前很多论文已证实糖尿病的起因就是胰岛 B 细胞线粒体中的氧化压力过高，所以这个解释我马上接受，但我认为很可能还有其他机制。

早在 20 世纪 70 年代，研究就发现糖尿病患者有较高的活性氧自由基水平和较低的抗氧化剂水平，注射抗氧化剂虽可暂时改善血糖，但效果无法持久。由于自由基有不成对电子，比较容易受到电磁波影响，而胰岛 B 细胞的抗氧化剂水平比肝脏低很多，所以容易被自由基破坏。近年来，研究证实 PEMF（脉冲电磁仪器）并未更改细胞膜上胰岛素受体的敏感性，很可能是调节了细胞内部的信号传递途径，而这是我最感兴趣的。因为要解决胰岛素敏感性问题不难，只要减少净碳摄取就可达到，但调整内部信号传递途径是目前理论和应用方面最欠缺，并且最困难的，如图 12–1 所示。

PEMF 在主流医学的应用已逾 30 年

由于两位博士的发现还没有商业化，所以我只好先在市场上探索既有的电磁波产品，可是这个过程相当费时。

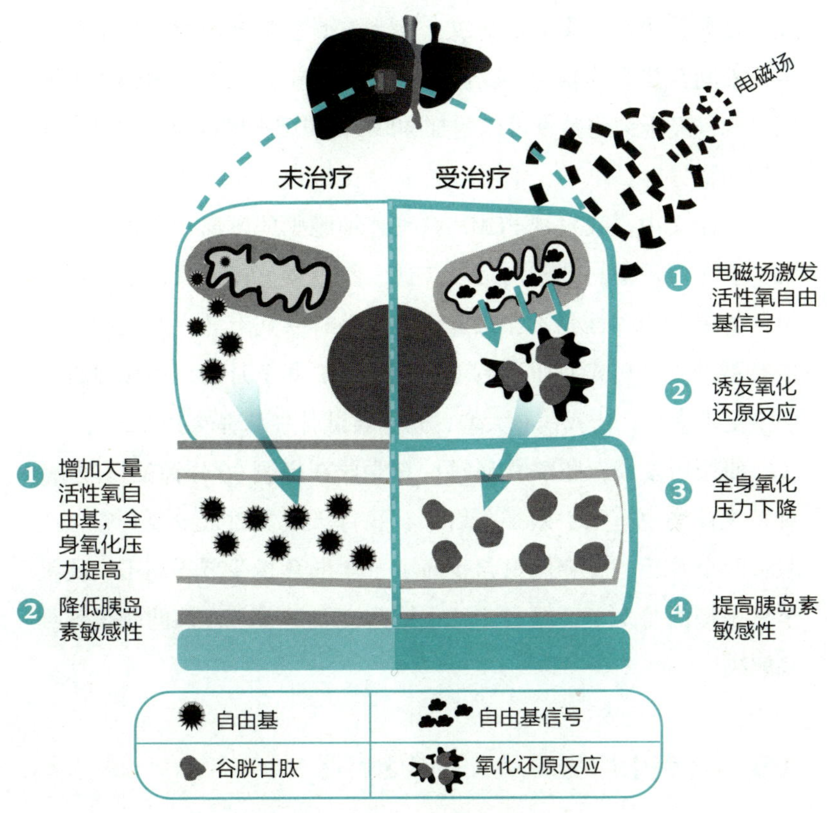

图 12-1　2 型糖尿病

注：特殊的电场和磁场可以改善胰岛素敏感性。

刚好那段时间，我美国住宅的邻居跟我提到 PEMF，他说他的太太有精神疾病，医师开出的处方是 PEMF 疗法，但这个设备很昂贵，去门诊治疗，医保也不报销，所以他打算自制一台。因此，我也积极了解 PEMF，发现它在美国的主流医学已经使用逾 30 年之久，主要用来治疗粉碎性骨折或糖尿病引起的伤口不愈，而且效果很好，也有很多相关论文。例如，骨折痊愈时间可以缩短一半，椎间盘狭窄的软骨可以再生，美国航空航天局（NASA）的研究发现神经干细胞数量可以增加400%，美国兽医师也常将其用于治疗动物骨折。

从论文中，我发现PEMF对改善细胞膜的钙离子通道、钠钾泵、膜电位平衡、细胞内信号传递，都有很好的效果，于是我心想，如果对粉碎性骨折、难愈伤口、精神疾病有效，对血糖是否也有帮助呢？后来我听到有人使用PEMF几个月后，糖化血红蛋白恢复正常了，让我信心大增，开始尝试各种品牌的PEMF。

使用后发现，腰酸背痛时，只要放在患侧30分钟就可缓解，对发炎疾病也有消炎效果。后来，我每天睡觉时最少要开机4小时，两个月后，我突然想起我痛了一年的食指关节不痛了，我甚至忘记痛的是左手还是右手，也就是说我的手部疼痛问题得到彻底解决。

在实验过程中抑制糖尿病基因的表达

几个月后，我尝试接地气，并且服用一些抗老化和修复线粒体的营养补充品，大约在2023年6月，我发现我的血糖恢复正常了，不是靠低糖或生酮饮食降血糖，而是即使我吃到如米饭、南瓜、水果等高淀粉食物，血糖还能维持在正常值。这个发现就像中彩票一样令人兴奋，没想到PEMF不但可以降血糖，还可助眠、消炎止痛，所以我很想推广这个工具。

在关于PEMF的论文中，我发现一个特殊现象：明明论文在探讨电磁波有没有效，却常常会在实验组加用一些营养品。就像我自己做了半年的人体实验一样，原来叠加作用在这个设备上非常重要。换言之，如果先吃一些对某种器官很有帮助的营养品，再让 PEMF 把营养品送进细胞内，就会达到一加一大于二的效果。

但是，为什么只有某个波段的电磁波有效，而其他波段可能有害，而且一定要有脉冲，不能只是一般的电磁波（EMF）呢？

笼罩整个地球的舒曼共振波

我们还是要先回归大自然。大家知道地球有磁场吗？请随手拿一个指南针，看到指针的摆动，就可以知道不管我们身处地表何处，都被地磁笼罩着。在地表上空有一个电离层，包覆着整个地表，它不但带正电，而且可以保护地球不受宇宙射线和太阳风的辐射影响。

地球每秒大约会产生 2000 次闪电，其中大约 50 次会产生强大的电磁波，而这个电磁波会打到电离层又反射回来，受到地球磁场的影响，激发出“舒曼共振波”的全球共振现象。这个舒曼共振波最基本的频率是 7.83 赫兹（被称为第一谐波），波长就是地球直径，由于波的反射和干涉，所以会产生第二谐波、第三谐波、第四谐波、第五谐波。信号最强的就是第一谐波，逐渐递减，到第五谐波就很微弱，再反射就监测不到了。

地磁场的频率在 11.79～30.8 赫兹之间，也就是说，不管是舒曼共振波还是地磁场，这些天然的电磁波大约都在 30 赫兹以内。原始的地球上，除了 30 赫兹以内的舒曼共振波和地磁场、闪电和太阳光之外，就没有其他的电磁波了，但在人类发明调幅广播 AM、调频广播 FM、短波、军用雷达、电视、微波炉、高压电塔、交流电线、家用无线电话、手机基站、无线路由器之后，人造的电磁波频率越来越高，强度越来越大，几乎到了无所不在的地步，这时就产生一个问题，叫作电磁污染。根据统计，现今人类接触的电磁波的强度相比100年前显著增加，而且很多是有害的电磁波。舒曼共振波和地磁场的频率如表12–1所示。

表12–1 舒曼共振波和地磁场的频率（赫兹）

	舒曼共振波的频率	地磁的频率
第一谐波	7.83	11.79
第二谐波	14.07	16.67
第三谐波	20.25	23.58
第四谐波	26.41	30.80
第五谐波	32.45	

电磁波会影响每个细胞

我们身体每个细胞的细胞膜和线粒体膜，都有一些孔洞可以让各种离子进出，被研究最多的就是钙离子通道和钠钾泵。这些离子会受到电磁波的影响，从而导致进出膜的速度增加或减少。就好像我们的手机没电了，可以放在无线充电板上，充电板会放出电磁波，穿越手机壳，为手机内部的电池充电，称为“电磁感应效应”。

电磁波带有能量，会影响一些带电粒子，而在生物体内，有无数带正电和负电的离子会被电磁波影响。不管这些电磁波是天然存在，还是人造出来的，都会影响生物体内的运作。20 年前很多论文证实，手机信号或微波炉产生的电磁波对人脑没有影响，那是因为监测电磁波对人脑组织产生多少热量这个研究方向太狭隘了，电磁波对生物的影响不是会加热几度，而是要具体到细胞层次，看看到底发生了什么细微的变化。

万物之间会有奇妙的共振

前文提到，舒曼共振波和地磁场这些天然电磁波，有一个很大的特色，就是频率多数介于 0～30 赫兹之间。也就是说，地球上的生物，数十亿年来多数暴露在这样的频率之下，而且已经适应了。

人与人之间，生物与大自然之间，都会互相共振。例如几位女生同住一起，月经可能会慢慢趋向同一天；大自然的蟋蟀和萤火虫生活在同一个环境中，蟋蟀的叫声和萤火虫发光的频率也会趋向一致；两支同频率的音叉，当敲响一支后，另一支也会跟着嗡嗡响；两把吉他也是一样的，你弹奏其中一把，另一把也会发出同样的声音。这就是大自然的共振现象，不只是自然界，甚至连宇宙间也有这样的现象。

所以，物理学家尼古拉·特斯拉曾说过一句话：“如果你想找到宇宙的秘密，就要从能量、频率和振动的角度来思考。”爱因斯坦也说：“生命中每件事情都是共振。”

人脑中最重要、最强大的脑波就是阿尔法脑波，它也是最令人放松、可以改善副交感神经、缓解百病的脑波，而且它的频率和地球的舒曼共振波一样都是 7.83 赫兹，丝毫不差，这是多么巧合的事情啊！

就像电影《阿凡达》中，纳美人和潘多拉星球可以互相联结而感应一样，人类和地球也是有联结的：人类脑波和地球舒曼波一致，这是一个再合理不过的现象。埃隆·马斯克的移民火星计划听起来很酷，但我个人认为有个问题，因为人类没在火星上住过，火星上的磁场或共振波（如果有的话）肯定和地球不一样，如果移民火星，而没有制造一个地球的舒曼共振波，那么移民应该会生病。

除了阿尔法脑波，人的脑波还有贝塔脑波和德尔塔脑波，它们都有各自的频率，但也都与舒曼共振波和地磁场一样，在 30 赫兹以内。人体除了大脑，每个细胞几乎都会吸收 0～30 赫兹的电磁波，从而产生正面的效果。除此之外，王唯工教授在《气的乐章》一书中也测量出人体的每个脏腑都有自己的频率，能够解释胚胎发育和气血循环的原理，而且内脏的频率也都在 30 赫兹以内。所以，如果要人工制造舒曼共振波的话，就要控制在 30 赫兹以内，这一点我们会在后面的章节中详述。

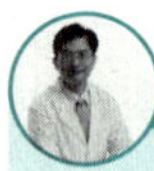

陈博士小讲堂

有些人对电磁波特别敏感

电磁感应效应可以解释为何有些人对人造电磁波特别敏感，甚至会造成身体不适。例如英国有两位女性互不相识，却一起住到山洞中，因为只要她们身处在城市中无所不在的 4G、5G 手机信号中，就会头痛，所以只好住到可以完全把电磁波屏蔽掉的山洞里。

我和女儿也对电磁波很敏感，如果睡觉时无线路由器没关，连续几天就会有点头晕，头部离无线路由器太近或是手机贴着耳朵讲话太久，也会不舒服。所以，我被迫购买全世界电磁波强度最低的无线路由器来使用，使用手机时也要尽量使用扩音功能，让手机离大脑远一点，睡觉时也一定要开飞行模式。我在装修卧室时，会特别将导电布或铁丝网铺在内墙里面，阻挡不必要的电磁波，这样才不会干扰睡眠。

奇妙的生物磁

地磁场和舒曼共振波对地球上的生物会有怎样的影响呢？成熟的鲑鱼每年到了产卵的季节，就会从大海洄游到它们的出生地河流；候鸟每年冬天都会从纬度较高的地区，飞到纬度较低的地区，航程长达数千公里，途中不但不会迷路，甚至每年都会回到同一块农田；帝王蝶甚至可以历经 5000 公里的路程，从加拿大飞到墨西哥，回到同一棵树上。动物为何能够如此精准定位，它们的大脑里有自动导航系统吗？没错，很多动物的大脑中有生物磁，而且能感应到环境中的电磁波和地磁场。

人体内也有生物磁，而且遍布全身各种细胞，不只在松果体中存在。为何人体内有这么多生物磁，科学界目前还不清楚，但知道生物磁对电磁波的感应力是一般细胞构造的 100 万倍，除了细胞内各种离子会被环境电磁场感应之外，生物磁可能也扮演了一个加强的角色。或者，可以把生物磁看成每个细胞的生物天线，它的任务就是接收环境中的电磁波或磁场。

1976年，日本磁疗权威中川恭一医师发表了一篇非常有远见的论文，题目是《磁场缺乏症候群和磁场治疗》，他观察到地球磁场在减弱，而人造电磁场在增强。同时他也观察到日本工人每天长时间待在工厂里工作，因金属建筑物把天然磁场阻挡在外，导致工人出现失眠、体能衰退、身体疼痛等症状，在工厂内安装磁疗设备，症状即可减缓。

脉冲式电磁波远优于固定式电磁波

以现代科技来说，要做出一个可以发射出0～30赫兹电磁波的设备，一点也不难。我们早有各种设备可以发射出各种波长与频率的电磁波，例如雷达探测器、微波炉、调频调幅广播电台、电视发射台、手机基站等。

我们说的这个电磁波设备，可以提供几个频率，例如可以放松助眠和修复神经的2赫兹、可以促进骨质生长的7赫兹、可以促进韧带愈合的10赫兹、可以刺激微血管循环的15和20赫兹等。这个设备可以让使用者依据需求自由切换频率，或是将设备设置成每种频率轮流发射。不过有一点要特别注意，那就是这些频率要设置成“脉冲式”，也是PEMF中P的来源。

脉冲式电磁波的目的是“唤醒”细胞。研究显示，如果是固定式电磁波，细胞可能在一阵子过后就感应疲乏，而且同一个设备不能同时提供好几种不同频率的电磁波，需要一直维持在高强度才能发挥疗效，但脉冲式电磁波则不需要。

我打个比方，槟榔摊为何都要安装闪烁的霓虹灯？因为这样才会引人注意。如果只是普通的“恒亮式”招牌，就无法吸引人们的目光。

脉冲式电磁波还有一个优点，就是根据物理学中的法拉第定律，可以在导电性生物组织中产生微电流。比方说，风力发电机中有一个大磁铁，当大磁铁静止的时候，什么都静悄悄的，但当叶片转动带动大磁铁转动时，它就会产生电力。当细胞内被脉冲式电磁波感应出微电流时，它就仿佛产生了生命力，可以展开生长或修复过程。

只有脉冲式电磁波可以恢复膜电位，膜电位对于细胞的正常运作非常重要，维持正常的膜电位也需要能量，当线粒体产能不足时，如果可以通过天然电磁波为它加一把劲，那不是很好吗？难怪脉冲式电磁波在主流医学治疗粉碎性骨折和伤口不愈时，拥有无法取代的地位，因为活化膜电位会加速细胞和组织该有的修复能力。有实验证实，固定式电磁波虽然也可以止痛，但一旦移开，效果马上消失，但使用脉冲式电磁波 8 分钟，它的止痛效果竟可长达 12 小时。

人体细胞就像手电筒一样必须充电

我们可以把身上的每个细胞想象成一节电池，一般手电筒使用的电池是 1.5 伏，而我们每个细胞在正常状态下，都带电 –70～–100 毫伏。不只离子，很多的营养素、传导物质、特殊粒子都要靠膜电位才能进出细胞。如果手电筒不够亮，表示电池的电压不够，需要充电了，一样的道理，当细胞的膜电位慢慢掉到 –50 毫伏时，人就容易生病，掉到 –30 毫伏以下，就容易罹患癌症。

很多人都是在睡觉时帮手机充电，早上起床后就可以用了，同样地，只要我们好好睡一觉，线粒体就会产生能量，对膜电位“充电”，恢复它该有的负电位，所以睡饱起床后精神百倍，不再疲累。我自己试用 PEMF 后，感觉它对提升睡眠质量、酸痛消除都有明显的效果，这一点从膜电位的角度就可解释缘由。而我待在实验农场时之所以身体特别健康，除了空气中含氧量、负离子、植物杀菌剂都很丰富之外，我无意间发现，该区域的地球舒曼波居然比较明显。可能是因为它处于原始森林中，附近没有太多建筑，也有可能是地磁场比较强，我不是很确定，但住起来比较健康却是事实，如图 12-2 所示。

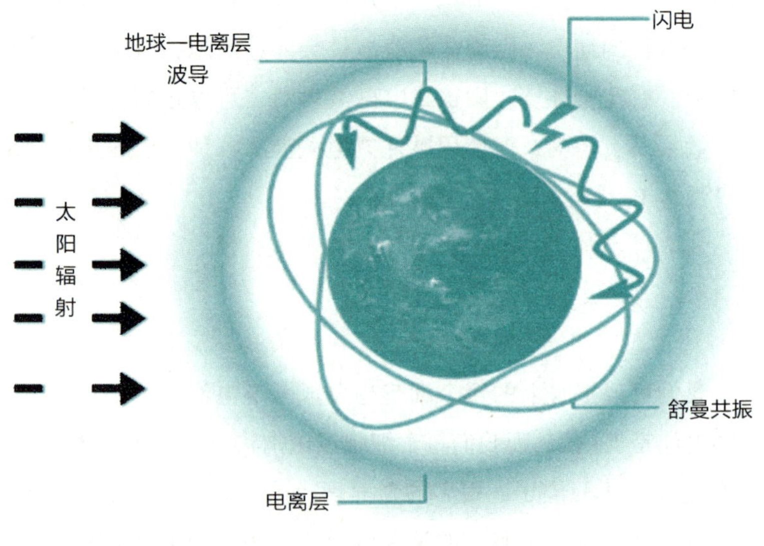

图 12-2　地球舒曼波组成

以上所说的都有实证根据，在美国医学图书馆网页，可以找到 1 万篇以上科学论文，其中 2000 篇是双盲实验。在所有论文中，以 2003 年 NASA 的托马斯·古德温博士所发表的最为详尽，他的结论是，脉冲式电磁场远优于激光、LED、静磁场，并已开始使用于空间站。脉冲信号以方波最为有效，强度为 10～200mGauss（1～20 μT），适用于受损组织愈合与再生、延长细胞寿命、加速细胞成长、改善细胞膜电位、向上调整有关胶蛋白原合成的基因、细胞修复与生长等。

在我们可以感知或检测的症状上，研究已统计出 PEMF 有八大效应：强健骨骼、帮助熟睡、舒缓疼痛和压力、增强体力、活化血液循环、提升氧气使用度、提升免疫力、促进神经再生。

因赤脚踩地，无意间发现接地效果

我曾经通过 PEMF、接地气，并且服用一些抗老化和修复线粒体的营养补充品，让血糖恢复正常。接下来，就为大家说明什么是地气，而我又是如何接地气的。

所谓接地，就是让身体接触地球，这时身上的电荷会和地球的电荷一致。就好比闪电打到避雷针，云层的静电就会流向地面，而不会误伤行人或汽车。更精确的说法是，地球的电子会流向云层。电是相对的，有正电就有负电，而且正负电之间会有电压。一旦把正极和负极用导电的物体串联在一起，电就会从正极流向负极，或说电子就会从负极流向正极，手电筒之所以会发光，就是正极和负极的电子流动造成的。

地球是带负电的，云层和电离层是带正电的。如果我们穿塑胶鞋，或踩在塑胶地板上，和地球绝缘，那么我们就可能会带电。

我们身体和地表之间是有电位差的，只有赤脚踩在潮湿的土壤上，我们和地球的电位差才会归零。

2015 年我受邀为美国接地疗法研究先驱克林特・欧伯的著作中文版《接地气》写推荐序，因为没有亲身经验，所以只简短写了一小段文字。2023 年年初，我因为腰椎有骨质增生而疼痛不已，请整脊医师调整也未改善，到了温暖的春天，我在美国住宅的菜园浇水时，心想反正每天早上都要在菜园浇水拔草，何不来赤脚接地看看？

本来赤脚踩在松软湿润的土壤上感觉就很舒服，但说也奇怪，每次赤脚踩土 30 分钟后，我的腰痛就缓解 30%，隔天再踩 30 分钟，再缓解 30%。没想到才几天时间，腰痛就大为舒缓，完全出乎我的意料。由于骨质增生不会突然消失，所以几天不接地，腰椎又慢慢痛起来，我借此反复验证，确定是赤脚接地缓解了我的腰痛，而非心理作用。

事实上，接地不仅为我消除疼痛，也改善了我的睡眠状况，不管我白天有什么压力或多么忙碌，晚上接地睡觉后，就只有四个字可以形容：风平浪静。因此，我开启了疯狂接地的过程。

后来，我买了示波器和万用表（在后文会做详细介绍），先试踩水泥地、碎石地、草地、干土、湿土、柏油路、瓷砖、木地板、塑胶地板，接着再用示波器来测试身上的电磁波。结果发现，只有湿土和草地的导电效果最好，次好是潮湿水泥地和碎石地，其他都无效。

金属是最容易导电的，但本来不导电的物质只要吸了水，也会导电，例如土壤、水泥、纸张、木材、衣物、手套等。而玻璃、橡胶、塑胶、陶瓷不吸水，所以很难导电，除非遇到极高电压。

物质会导电是因为里面含有自由电子可以移动，一般水会导电是因为有电解质，如果是纯水，理论上是不导电的。

虽说踩在泥土或草地上是最天然有效的接地法，但一方面由于我不可能一天到晚在室外打赤脚，另一方面天气寒冷时打赤脚反而容易着凉，于是我开始寻找各种导电布，把导电布铺在床上、枕头上、地板上，接上电线后，再插上墙壁插座的地线孔。后来，我又买了接地棒，自己拉电线到户外，接上接地棒，把接地棒插入菜园土壤里。如此一来，床上的导电布就和菜园的土壤连接起来，这就是最标准的接地。

接地设备和环境会大幅影响接地效果

当我在卧房时，身体接触导电布的效果就跟赤脚踩在泥土上一模一样，而且一天想要接地几个小时都可以，也完全不受天气影响。我测完一般木屋结构，再把实验农场的钢构屋、办公大楼的钢筋水泥全部测试一遍，得到了几个结论，包括：

1. 脚踩湿土和草地一定可以接地，一般家里的塑胶地板和木地板因为绝缘而无法接地，瓷砖也几乎无法接地（除非沟缝进水，接触到下面的钢筋水泥）。水泥地和水泥墙则不一定，若非常干燥且材质致密，则不易接地。钢筋水泥建筑的墙壁和地板，因为含有钢筋，所以会导电而接地。最令人意外的是铝门窗和铁栏杆，如果边缘接触到钢筋水泥，则可接地，如果在钢构屋或木屋里，铝门窗则不接地。

2. 身处住宅或办公室里时，身上会有电磁波，频率约为 60 赫兹，用任何示波器都可以测出来。测试的方法很简单，就是示波器的黑色探针接地，红色探针用手指握住，仪表板就会显示出来。原来我们的身体是一个大天线，会把墙壁里交流电线所释放出来的电磁波吸收到自己身上。

3. 当我脚踩湿土或身上通过地线连接到大地之后，身上这 60 赫兹的电磁波会几乎归零。我们可以用这个方法检测身体是否真正接地，或是所谓的接地设备是否真的有效果。

4. 脚踩钢筋水泥建筑的地砖时，示波器显示身上的电磁波反而会变成原本的两倍，这个现象很奇怪，我目前的解释是，脚踩地砖形成了一个更大的天线，吸收墙壁里交流电线释放出来的电磁波，让身上的电磁波更强。

后来，我也用这个方法来测试各种接地设备是否真的有接地效果。经过测试，我发现大部分市售接地床单、接地枕套，由于导电布的导电性太差，所以接地效果相当不好。银纤维虽号称可杀菌，但因纤维含量太低，导致导电性不佳，几乎没有接地效果。铜镍合金和不锈钢纤维目前可以使用。

不少住宅或商业大楼用的是老式的两孔插座，里面只有火线和零线，没有地线，所以严格来说无法接地，当然有一个变通的方法是把地线接上零线，但有潜在的风险，所以我不建议这样做。即使是新式的三孔插座，很多插座里的地线孔并没有正确接上地线。此外，虽然很多大楼的管路设有地线、电箱，却没有把地线埋入土中，导致整栋大楼的地线形同虚设。部分大楼即使正确接地，却常会从地线感应到微小的电流，这一点很不寻常。有电工师傅说，可能是电器中的 LED 把电回送所致。到目前为止，我还没标准答案，只能说地线只要有漏电现象就千万别用。

有时候测出地线会带有不稳定的交流电电磁波，可能是和火线太靠近所致，这些现象都非常不适合使用插座来接地。强烈建议想要通过插座接地的人，一定要用插座安全绝缘测试器先检查插座的火线、零线、地线是否接对、正常运作，若是，再进一步确认大楼地线是否真正有电线埋到地里。

最简便的接地测试法

有一个简便的方法，可以测试家里插座的地线是否接地成功，那就是使用万用表，这是一种任何五金材料行都可以买得到的电子仪器，便宜好用。万用表顾名思义，就是有多种用途，可以测电压（单位是伏）、电阻（单位是欧）、电流（单位是安）。把万用表的红色探针插入三孔插座的火线孔，然后把黑色探针插入三孔插座的地线孔。这时，如果正确接地的话，万用表的仪表板上会显示 220 伏左右，表示电力公司送来的电，从火线通过万用表流到地线，两者之间有个电压（220 伏），被万用表测出来了。

火线和地线之间，一定要呈现 220 伏才表示接地成功，若只有 50 伏、6 伏，表示电阻太大，不算接地成功。总之，用这个方法可以客观测试接地是否正确，这也是电工师傅在施工时的标准测试法。身边没有万用表的人，也可以用一个灯泡取代电表，一端接火线，一端接地线，如果灯泡会亮，那就表示接地成功。

很多人因为种种居家的电路障碍，无法通过建筑物的插座接地成功，我这里提出两种变通的办法，可谓是接地爱好者的福音。第一种方法适用于钢筋水泥建筑，如果房间铝门窗的边缘直接接触钢筋水泥，这时铝门窗是可以接地的，拿砂纸将铝门窗的漆磨掉，露出金属部分，用万用表测试，如果显示220伏，则表示有接地，可以将接地设备的铜线夹在这个金属部位。如果没有铝门窗，也可以把一根钢钉钉入钢筋水泥墙中，测试钢钉是否为220伏特，若是，则将铜线扭紧在这根钢钉上也可以接地。请注意，木屋的铝门窗是不接地的。

若不是钢筋水泥建筑，或因种种因素接地不成功，可以选择第二种方法，那就是自行购买接地棒，拉电线到户外一楼插入土里。有些大楼的一楼没有泥土，只能掀开地砖，把接地棒打入地下，再盖上地砖。但因住在大楼的一楼住户或居委会，通常不会允许楼上住户拉电线下来接到一楼地面，所以住在二楼以上的人若要使用接地棒，则是困难重重。

若能使用接地棒接地成功，记得每隔几个月就要检查一下接地棒是否氧化产生铜绿，如果产生铜绿，会减损接地效果，建议把铜制接地棒换成不锈钢接地棒，就无氧化困扰了。有些大楼的电箱已有地线，只是没有连接到地面，此时可以向电力公司申请施工。

万用表和示波器都可测试接地是否成功

接地的目的，就是把自己身上的电位和地表的电位归为一致，我们称之为电位差归零。也就是说，我们要尽量让身体不带电，这样对身体有许多好处。我们通过万用表，可以测得两点之间的电位差有多少，例如身体和地面之间，或是火线和地面之间。身体和地面，电位差最好为零，但现代人在建筑物内，受交流电线的影响，身上常带有几伏的电压。

火线和地线，电位差应该为220伏，这样才算接地成功。火线和零线，电位差也应该为220伏，这样才会驱动各类电器用品。其实，地线是在所在建筑物去接地，而零线就是连接到电力公司去接地。理论上，地线和零线的电位差应该为零，因为二者都是接到地表的。

为什么要用示波器?

想知道是否接地成功，或说自己和地球的电位差是否归零，如前所述，最简单的方式就是使用万用表或灯泡，使用示波器也可以。什么是示波器？就是测量两点之间是否有电压（也称电位差），并且通过示波器，把该电压的波形和频率显示出来。

第一次使用示波器的人可能会被身上带的电磁波吓一大跳。测试的方法和万用表一样，黑色探针连接地表，红色探针接触自己的身体。我通常是一端接地线，一端用手指按住。如果身体和地表之间没有电位差，示波器就会显示电压为零；如果有电位差，就会显示出该电位差，而且会有波形显示出来。

身体上的这个电磁场，其实就是由墙壁中的交流电产生然后被我们吸附到身上的。其实，不只是交流电，空气中充满各式各样的电磁波，有手机信号、WiFi信号、数字电视信号、广播电台信号、高压电线产生的电磁波，甚至电气设备也会发出电磁波。因为交流电线离我们最近，而且居家电器用品众多，因此所发出的能量较强，所以示波器就自动选出最大能量的电磁波呈现出来。当我们离开建筑物或是到未完工的建筑工地上，就会发现身上的电磁波不是60赫兹，而是其他频率。如果到深山里，远离人为干扰，很可能只会测出地球本身的舒曼共振波。

我喜欢用示波器的原因是，它不但可以显示电压、频率，还可以显示波形，除了让我知道有没有接地成功之外，还看得出来到底身上是受到哪些电磁波的干扰。

为什么接地会有效果？

我们全身细胞内外，有很多离子是带电的，在细胞膜和线粒体膜也有很多孔洞，让各种离子进出。不但如此，这些细胞膜还有膜电位，也就是膜的里面和外面，带电量是不一样的，所以会有电位差。我在前文提到，正常细胞膜的膜电位是 –70～–100 毫伏特，如果下降就会生病或可能罹患癌症。我们可以把每个细胞想象成一颗电池，每颗全新电池的电压是 1.5 伏，用了一阵子之后，电压掉到 1.0 伏，手电筒就没那么亮了，再掉到一定程度，手电筒就完全不亮了。

细胞也是如此，如果膜电位正常，细胞运作就正常，如果膜电位下降，细胞运作就不会太顺利，如果膜电位太低，细胞就会出大问题。幸好，我们的细胞都像充电电池一样，是可以充电的，线粒体把每天吃下的食物转变成能量，就会不断对细胞膜和线粒体膜充电，让它们维持在正常的电位。换言之，膜电位在细胞信息传导、细胞分裂和细胞凋亡方面都扮演非常重要的角色。

其实，光是维持膜电位所需的能量，就占了细胞总耗能的20%，最大宗的就是维持钠钾泵和钙离子通道的正常运作。如果线粒体出现功能障碍，不能提供足够的能量，那么电位差一旦下降，整个细胞的运作就开始七零八落，各种小毛病就会开始出现。前面我们提到，地球舒曼波所产生的电磁场，对维持膜电位有正面的帮助，同样地，身体接触地表，也会有类似的效果，可帮助很多离子进出通道。

接地有什么效果？

我们看 2011 年做的这个实验（如表 12–2 所示），接地 1 小时后，血液中总钙、钙离子、无机磷、碱性磷酸盐、镁开始降低；7 小时后，除了上述 5 项之外，钾、钠、氯也跟着下降。看得出来，接地会影响血液中的离子浓度。

表 12–2 接地在血液中钙磷和其他电解质方面的作用

	总钙	钙离子	无机磷	碱性磷酸酶	镁	钾	钠	氯
接地 1 小时	↓	↓	↓	↓	↓	↔	↔	↔
接地 7 小时	↓	↓	↓	↓	↓	↓	↓	↓
未接地 1 小时	↑	↓	↓	↑	↑	↔	↑	↑

注：接地 7 小时会改变血液中离子浓度，不接地 1 小时后又回升。

最令我感到兴奋的，就是人体实验（如表 12–3 所示）证实，接地 24 小时后血糖从 10.6mmol/L（191mg/dL）降到 8.8mmol/L（158mg/dL）；72 小时后，更降到 7.4mmol/L（133mg/dL）。

表 12-3　人体接地后对血糖的影响

时间	未接地 6 人的血糖（mmol/L）	接地 6 人的血糖（mmol/L）
一开始	10.8 ± 1.2	10.6 ± 1.3
24 小时后	10.4 ± 1.3	8.8 ± 1.2
72 小时后	10.6 ± 1.2	7.4 ± 0.8

注：空腹血糖在接地后持续下降。

肾上腺皮质醇是人体处在长期压力下分泌的激素，接地 24 小时后，日间此激素的曲线明显平缓，表示接地有舒压的效果（如图 12-3a 和 12-3b 所示）。同样一份报告中也显示接地可以缓解疼痛、改善血压和白细胞数。

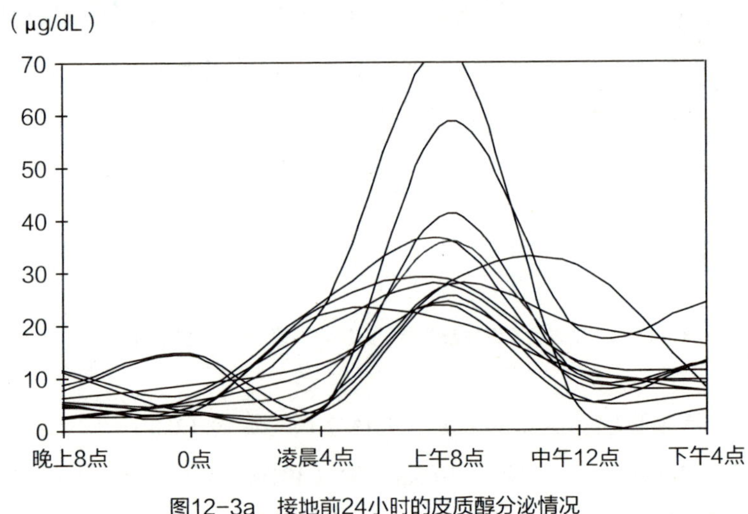

图12-3a　接地前24小时的皮质醇分泌情况

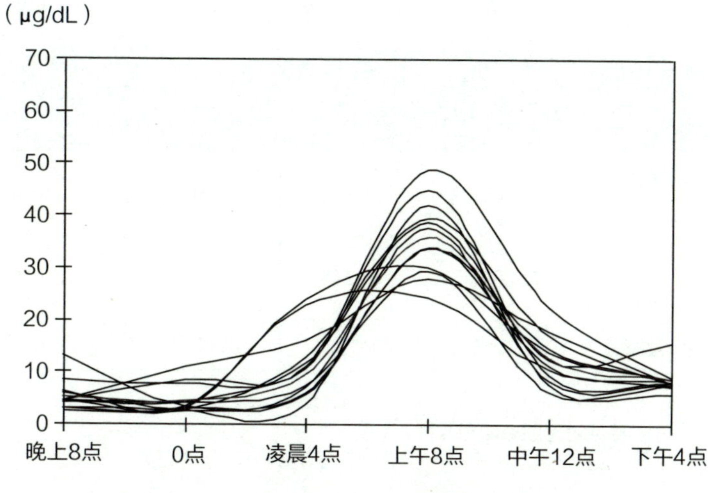

图12-3b　接地后的24小时皮质醇分泌情况

注：接地 24 小时后，肾上腺皮质醇的曲线明显平缓。

有一项实验非常清楚地证实，接地之后，74%～100% 受试者的入睡时间、睡眠质量、醒来后的精神状态、肌肉僵硬 / 疼痛、慢性疼痛等整体感觉都有改善，而未接地者只有 0～13% 觉得有改善（如表 12-4 所示）。

表 12-4　客观的睡眠、疼痛、健康反馈

分类	受试者		对照组	
	不变	改善	不变	改善
入睡时间	4=15%	23=85%	20=87%	3=13%
睡眠质量	2=7%	25=93%	20=87%	3=13%
醒来后的精神状态	0=0%	27=100%	20=87%	3=13%

续表

分类	受试者		对照组	
	不变	改善	不变	改善
肌肉僵硬／疼痛	5=18%	22=82%	23=100%	0=0%
慢性背痛／关节痛	7=26%	20=74%	23=100%	0=0%
整体健康感	6=22%	21=78%	20=87%	3=13%

注：接地对睡眠有明显改善。

在美国已经有一些诊所，甚至旅馆开始使用接地，而且得到了良好效果。例如 2020 年的一篇论文就讲了不少案例，其中一位 81 岁妇女，脚踝上的开放性伤口长达 8 个月无法愈合，后来她每天接地 30 分钟，两周之后伤口就愈合了。第一次接地 30 分钟后，患者就说感受到疼痛缓解；接地一周后，疼痛缓解 80%，走路也不会跛脚；两周后疼痛完全消失。要不是我自己也有类似的感受，我会以为这是天方夜谭。

那么到底要接地多久效果最好呢？由于接地是大自然原本就存在的一件事，所以我认为没有时间上限，甚至建议尽可能把所有的时间都拿来接地，越久越好。例如，晚上使用接地枕，白天上班时，脚踏接地垫或在桌面手跨一块导电布。天气暖和的假日或下班时间，尽可能在户外的土地或草地上赤脚走路。如果是冬天，对寒性体质的人来说，赤脚踩地反而容易生病，可考虑买会导电的接地鞋在土地上走路或运动。总之，接地越久，对身体的帮助越大（如表 12–5 所示）。

接地时的注意事项

接地看起来是一件再普通不过的事，然而，越现代化的城市，好像就越困难。一方面是建筑物管线和插座没有正确接地，另一方面是水泥地多，有时根本找不到可插接地棒的地方。反而在乡下，可能窗外就是土地，拉一条铜线出去就可自行接地。

如果地线会有触电感，请立即停止使用，并查出原因。导电布长期使用后，可能会因脸上的油垢或化妆品，导致导电性逐渐减弱，建议每隔一周就用示波器检测接地效果，若有油垢，则必须洗净。

购买接地设备时，你唯一可信的就是万用表或示波器和最原始的接地棒接地法，很多市售的接地设备是无效的。此外，建筑物有太多障碍，在证实之前，必须假设线路未正确接地，只有正确接地，才能享受真正的效果。

表 12–5　接地越久，对身体产生的效果越宏大

接地的即刻效果	立即纾压 肌电图改善 心电图改善 体表电压归零
接地几分钟的效果	红细胞表面负电荷增多 全身微循环改善 细胞含氧量提高 交感神经改善 心脏功能改善

续表

接地几小时的效果	电解质平衡（钙、镁、钾、铁、磷） 骨骼内新陈代谢改善 甲状腺激素水平改善 血糖稳定 空腹血糖下降
接地几天的效果	血压下降 血液炎症指标下降 肾上腺皮质醇水平改善 疼痛缓解 睡眠改善
长期接地的效果（数年）	抑郁症缓解 患癌率下降 失智症风险下降 骨质疏松减轻 关节炎减轻 糖化血红蛋白正常 代谢综合征改善 全身八大系统都改善 寿命延长

第 13 章
太阳与人造光源

阳光是生命三大要素之一

地球上的生物之所以能够生存、繁衍，主要就是靠来自太阳的能量。植物通过叶绿体把光能转换成储存能量的碳水化合物，动物再通过摄取植物，在线粒体中把葡萄糖或脂肪酸转换成能量。然而，随着知识的拓展，我们发现，阳光带给生物的好处远不止如此。本章会探讨阳光中各种不同成分对身体的影响，也会告诉大家如何利用既有的科技与知识，模拟使用优质的人造光源，来改善皮肤健康、促进伤口愈合、调节激素、改善睡眠和情绪，甚至减缓失智症和对抗老化。

或许有人会怀疑：人造光源真的这么神奇吗？会不会是伪科学？事实上，这些都是有科学根据的。早在 1903 年，获得诺贝尔奖的尼尔斯·芬森医师便发现，用不同波长的光可以治疗某些疾病，尤其是寻常狼疮。100 多年来，光疗在主流医学中持续被研究与运用，例如小孩出生时若有新生儿黄疸，只要在产房照照光就好了，很多医美诊所也靠光疗处理皮肤问题。在研究方面，伦敦大学学院的格伦·杰弗里教授最为严谨与创新，他最令人兴奋的发现是，一周数次在早上照射某些波长的光 1～3 分钟，就可为 40 岁以上的人改善视力，这和线粒体的改善有很大关系，这个部分我们会在后面详细介绍。

阳光中各种不同成分的效用

在进一步探讨阳光对线粒体的作用之前，先来了解一下阳光。阳光中除了可见光，还有一些看不见的光线，例如紫外线和红外线（见表 13–1），这些不可见光其实有很多功能，当然误用也会有伤害（不同波长的光对身体的影响如表 13–2 所示）。

表 13–1　阳光中不同波长的光线

名称	占比	波长（纳米）	穿透深度（毫米）	波长与穿透深度的对应关系
紫外线	7%	200～400	0.01～2	UVC：200～290 纳米，0.01～0.1 毫米，到达表皮最上层 UVB：290～320 纳米，0.1～0.2 毫米，到达表皮上层 UVA：320～400 纳米，1～2 毫米，到达真皮层
可见光	39%	400～700	1～3	蓝光：450～475 纳米，小于 1 毫米，到达真皮层 黄光：570～590 纳米，0.5～2 毫米，到达真皮层 红光：620～750 纳米，2～3 毫米，到达真皮层
红外线	54%	700～1 万	5～400	近红外线：780～1400 纳米，5 毫米，到达皮下组织 远红外线：1400～1 万纳米，400 毫米，到达肌肉、骨头、内脏

表 13-2　阳光中不同波长的光对身体的影响

	适量好处	过量伤害
UVC	● 被臭氧层吸收，几乎不会到达地表 ● 紫外线灯：杀菌、杀病毒	● 被臭氧层吸收，几乎不会到达地表 ● 紫外线灯：伤眼、伤皮肤
UVB	● 提升线粒体产能 ● 诱发线粒体产生褪黑素 ● 镇痛 ● 强化生殖能力 ● 促进胆固醇转成维生素 D、提升骨密度 ● 治疗牛皮癣、湿疹、白斑 ● 生成血清素，改善情绪、治疗季节性抑郁	● 诱发线粒体产生自由基 ● 伤害皮肤、产生老人斑和皱纹、胶原蛋白和弹性流失 ● 诱发皮肤癌 ● 伤害眼睛（如角膜炎） ● 白内障 ● 抑制免疫系统
UVA	● 促进维生素 D 合成 ● 刺激脑垂体分泌激素→唤醒身体止痛 ● 肾上腺皮质→抗发炎、抗过敏 ● 刺激分泌生长激素、甲状腺激素→促进新陈代谢、燃烧脂肪 ● 诱发血管内皮产生一氧化氮→血管扩张、促进血液循环、血压下降 ● 色氨酸转成血清素→心情愉悦 ● 酪氨酸转成多巴胺→专注力提高 ● 去甲肾上腺素→交感神经活跃 ● 合并使用光敏性药物→治疗牛皮癣、湿疹 ● 光疗→治疗白斑、特应性皮炎、皮肤 T 细胞淋巴瘤	● 皮肤早衰、皱纹、皮肤癌
蓝光	● 提高注意力，改善认知功能 ● 治疗季节性抑郁 ● 治疗青春痘 ● 抑制褪黑素，调节生物钟	● 夜间使用打乱生物钟 ● 压力、焦虑、忧郁 ● 眼睛疲劳 ● 伤害视网膜

续表

	适量好处	过量伤害
红光	● 提高线粒体产能、中和线粒体自由基 ● 刺激胶原蛋白合成→减少皱纹、增加弹性 ● 促进伤口愈合→烧伤、刀伤、疤痕、青春痘、牛皮癣 ● 消炎止痛→关节炎、关节痛、肌肉痛、运动伤害 ● 运动后加速肌肉复原→消除疲劳、提高运动表现 ● 改善血液循环→提高末梢供氧量 ● 提高生殖能力 ● 改善认知功能→记忆力、专注力、认知力 ● 改善掉发→刺激头发生长 ● 诱导分泌褪黑素→改善睡眠、调节生物钟、减轻压力、改善焦虑	● 伤害视网膜 ● 皮肤红疹、搔痒 ● 干扰怀孕
红外线	● 提高线粒体产能、中和线粒体自由基 ● 刺激胶原蛋白→减少皱纹、增加弹性 ● 促进伤口愈合→烧伤、刀伤、疤痕、青春痘、牛皮癣 ● 消炎止痛→关节炎、关节痛、肌肉痛、运动伤害 ● 运动后加速肌肉复原→消除疲劳、放松肌肉、提高运动表现 ● 改善血液循环→提高末梢供氧量 ● 提高生殖能力 ● 改善认知功能→记忆力、专注力、认知力 ● 改善掉发→刺激头发生长 ● 改善睡眠 ● 减轻压力、改善焦虑	● 视网膜伤害 ● 皮肤红疹、搔痒 ● 烧伤 ● 干扰体内移植人工金属或器材 ● 干扰怀孕

1. 紫外线

一说到阳光，多数人马上会联想到紫外线。唯恐太阳晒多了会得皮肤癌或白内障，很多女性出门都会撑起遮阳伞，到海边一定要涂防晒乳。其实，阳光没有那么可怕，紫外线中波长最短的 UVC 通常会被大气层阻挡，无法到达地表，不必太过担心，除非该区域上空的臭氧层有破洞，或是使用紫外线消毒灯时，没有保护眼睛或皮肤，才有可能造成灼伤。

UVB 可帮助人体合成维生素 D

UVB 是紫外线的重要成分，最主要的功能就是帮助身体产生维生素 D，以早上 10 点到下午 3 点效果最好，当然还要考虑季节、地点、能见度、肤色等。维生素 D 在人体内的角色非常多元且重要，它不只是维生素，还是一种激素，具有维持骨密度、让免疫系统保持在最佳状态等多种功能。但由于现代人很长时间待在室内或车内，以致天然光照射不足，普遍呈现体内维生素 D 严重不足的现象。

根据自然医学的标准，维生素 D 的血中浓度最好保持在 70～100mg/mL。很多人处于维生素 D 不足的状态，必须根据抽血报告，适量补充维生素 D3（如表 13–3 所示）。根据我的临床经验，口服维生素 D 的效果远比直接晒太阳差，原因是口服维生素 D 效果比较短暂，而且可能会打乱生理平衡。

适量的 UVA 可唤醒大脑，但过量会伤害眼球的晶状体

UVA 的能量比 UVB 弱一点，伤害也更小一些。早上起床后如果能够看一下太阳，让阳光中的 UVA 照射视网膜，有助于唤醒大脑。只不过，眼睛照射过量紫外线，容易让晶状体变得混浊，形成白内障。有了白内障之后，又会阻挡 UVA 和蓝光照射视网膜，

无法唤醒大脑，这也是为什么有些老年人在换过晶状体后，因为阳光可以进入视网膜，白天的精神状态和晚上的睡眠都得以改善。

表 13-3　可以根据抽血报告，来补充适量的维生素 D3

25- 羟基维生素 D 血中浓度	维生素 D3 建议补充量
<10 ng/mL	10 000 IU
10 ～ 30 ng/mL	5000 IU
30 ～ 50 ng/mL	2000 IU

虽然 UVB 和 UVA 的能量很强，比较容易伤害皮肤（例如它们会和蓝光一起在线粒体中诱发自由基的产生），但幸好阳光中还有红光和红外线，有制衡自由基的作用，所以适度照射阳光，并不会伤害线粒体。

2. 红光与红外线

红外线可活化线粒体

红光和红外线波长在700～1万纳米之间，可以穿透皮肤1～4厘米，换句话说，阳光或一些设备中的红外线可以诱发真皮层、肌肉、浅层骨组织中的线粒体。这些波长很长的光，会对人体产生两种效应。第一种叫作热效应，也就是天气冷的时候，晒晒太阳就可以让血管扩张、血液循环变好、加速排汗，人也觉得暖和。

第二种叫作非热效应，亦即增加红细胞负电荷，使之更容易穿越毛细血管，血管内皮释放一氧化氮，让线粒体自由基减少，提升线粒体产能，这种效应非常重要。照射红光和红外线时，线粒体会产生褪黑素作为抗氧化剂中和紫外线对线粒体的伤害，当然也会保护线粒体，不受自己产生的活性氧自由基的伤害。农夫或工人整天在阳光下工作，长时间曝晒在紫外线中却不容易生病，甚至可能连营养品都没有补充，有些还抽烟喝酒，就是因为他们从阳光中获取了优良的抗氧化剂。

人体很多褪黑素是由线粒体分泌的（在局部发挥功能），松果体分泌的褪黑素可对全身起调节作用。当线粒体分泌的褪黑素不够时，可借用松果体分泌的部分。目前已知的线粒体褪黑素的最大刺激源，就是红外线。

由于红光和红外线对线粒体的帮助很大，可以改善很多健康问题，所以近 50 年来，用这两种光线来改善健康的研究报告有很多，两者合并称为低能量光疗法（LLLT）。

清晨和傍晚的阳光不含 UVB，但有很多红光和红外线，不会产生自由基，晒多久都没关系。我个人很喜欢看日落，尤其在加州海岸看到的夕阳，真的太漂亮了。欣赏日出和日落让人心情愉悦，但若需要 UVB，还是要挑中午的时间。

晒太阳时，如果怕把脸晒黑，可以戴草帽、穿长袖或浅色且通风的衣服，如此一来既可防晒，又可以让红外线穿透。我个人不喜欢涂防晒乳，因为很多防晒乳含有铝及许多人造化学成分，而且完全隔绝紫外线，对身体也不是很好。

总之，晒太阳就像使用一把菜刀，若用得好，可以切菜剁肉，用不好则会误伤自己。然而，由于卫教偏差或爱美观念的影响，很多人怕晒太阳会得皮肤癌、变黑，这一点是需要再教育的。其实不只红外线，连红光、蓝光、UVB 都有很多好处，我们要懂得善用。有必要的话，可以分开使用不同波长的光，来达到特别的效果。

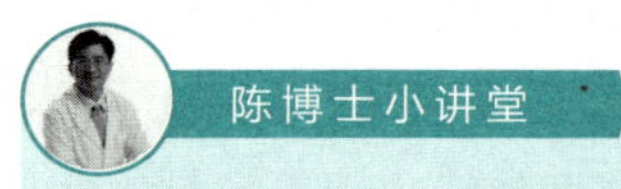

肤色越黑，越需要晒太阳

我在美国华盛顿州、加州住了很多年，我的经验是，只要晒到像美国印地安人的肤色，我的体力就会很好，而且元气非常充足。有人统计过，白人身着短袖短裤，在加州圣地亚哥晒 11 分钟的太阳，效果等同于在华盛顿州西雅图晒 44 分钟。如果是老年人的话，则是 132 分钟，如果是黄种人和黑人就要更久。因为皮肤里的黑色素会阻挡光线进入，肤色越浅的人，越要担心晒伤和患皮肤癌，肤色越深的人，则需要多晒一点太阳才能保持健康。我在华盛顿州遇到的黑人，感觉似乎都元气不足，因为他们的祖先生活在阳光普照的非洲大陆，又冷又暗的华盛顿州实在不适合他们的身体条件，必须借用现代科技才能活得健康。

红光疗法可以改善视力

前文提到，杰弗里教授有一个令人兴奋的发现：每天早上醒来后 3 小时内接触红光，在距离红光面板约 30 厘米处看 2～3 分钟，连续两周，可以帮 40 岁以上的人改善视力高达 22%，远比其他视力改善研究报告的 5%～10% 高。此外，他又做了另一个实验，光是早上起来照射一次波长为 670 纳米的红光，强度 $8mW/cm^2$，持续 3 分钟，就可维持视力改善效果长达一周之久。

我们的视网膜上有视杆细胞和视锥细胞，视杆细胞对颜色虽不敏感，但对光线非常敏感，所以我们在黑暗中可以看到物体形状，却不能分辨颜色。而视锥细胞在强光下才能受到刺激，对颜色很敏感，所以我们在阳光下能清楚分辨颜色。随着年龄的增长，我们会逐渐丧失视杆细胞，因此在黑暗中的视力会日渐减退，这就是中年人视力退化的原因之一，但通常视锥细胞不太容易减少。

视网膜的视杆细胞和视锥细胞是全身代谢非常活跃的细胞，比脑细胞和心肌细胞还耗能，对 ATP 的需求是非常高的。可想而知，这两种感光细胞内的线粒体，产生的活性氧自由基也是非常多的，难怪随着年龄的增长，视力退化也会加快。

研究显示，红光和红外线可以减少这两种细胞中的活性氧自由基，还可以提升线粒体产能，所以神经细胞的衰老可以通过光能的补充而被缓解。玻璃膜疣是随着年龄增长而沉积在视网膜上的黄色物质，就像硬化斑块沉积在血管壁上一般，实验证实，光照可以减少玻璃膜疣。

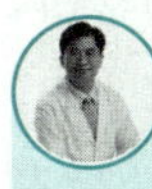

陈博士小讲堂

夏天为什么不容易感冒？

阳光可以直接照在皮肤上，影响被照射到或穿透的细胞线粒体，或其他构造的功能，也可以通过照射视网膜，为全身各处传递信息，从而发挥作用。例如，如果有太多紫外线照射到视网膜，大脑会认为生理压力较大，从而命令脾脏活化一些免疫功能来保护身体。

夏天的传染病（例如流感）比较少，除了因为病毒在夏天不活跃之外，夏天阳光强、日照长，也提升脾脏清除病菌的能力。从这个角度来看，如果我们在冬天多晒一点太阳，或照射 UVB 人造光源，就可以提升抗病菌的能力。

除此之外，皮肤干细胞也可以通过照射 UVB 得到活化，所有的细胞和组织都比较容易增殖与复制，伤口也比较容易愈合。这个机制是什么呢？就是 UVB 可以穿透表皮，到达基底层的干细胞线粒体。

阳光的身体激素调节功能，可以是即刻性的，也可是累积性的。例如从很暗到很亮的地方，马上会激发肾上腺素的分泌，但如果搭飞机到了一个新的时区，要适应当地昼夜作息几天以后，生物时钟才能调整好，这种时差的调整就很缓慢。

红光可改善皮肤自我修复的功能

红光和红外线能帮助青春痘和伤口的愈合，因为它们能通过细胞色素 C 提升线粒体产能，并且减少活性氧自由基。在所有的皮肤实验中，最客观的就是“半边脸实验”，换言之就是将脸分成两边，一边是实验组，一边是对照组。实验证实，低能量光疗法对治疗青春痘和毛囊炎、祛除斑点、伤口愈合都具有效果，因为 660 纳米红光和 850 纳米红外光能穿透表皮，直达皮脂腺的毛囊，进入线粒体里，直接提高产能（可见光不同波长的穿透深度如图 13–1 所示）。在高耗能细胞里有很多线粒体，越耗能的细胞，其中的线粒体越容易产生活性氧自由基，造成自我伤害。功能下降，产能就下降，皮肤细胞的修复就越来越缓慢，或越容易出现障碍。使用低能量光疗法提升线粒体的产能后，皮肤的修复能力就自动提升了。

除了治疗青春痘，低能量光疗法还可以改善皱纹、老人斑、带状疱疹、白斑、烧烫伤、蟹足肿、湿疹等，这是一个令人兴奋的领域。

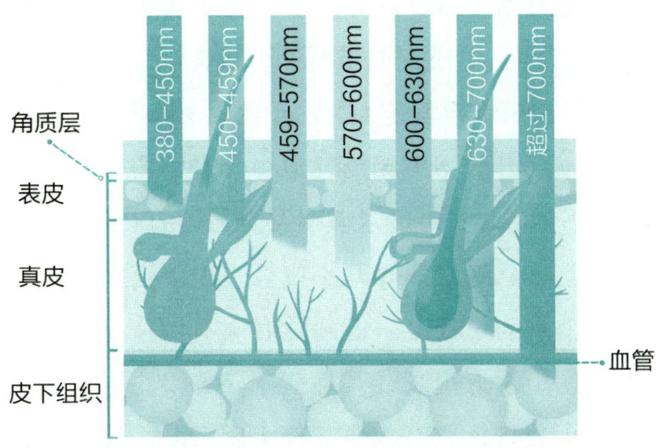

图 13-1 可见光不同波长的穿透深度

如何通过人造光源促进健康

虽然阳光有这么多好处，但现代人很难真正做到“日出而作，日落而息”，而且在日照缺乏的地区，人们很难享受到美好的日照，该如何是好呢？大家不用担心，我们可以利用人造光源创造对身体有益的环境。

1. 慎选人造光源

现在，很多家庭改用节能灯（CFL），事实上这是所有人造光源中对健康最不利的，因为它的紫外线最强，含汞，也有电磁波。根据世界卫生组织的研究，节能灯会引起疲倦、注意力不集中、头晕、心悸、消化不良，以及皮肤不适等诸多问题。另外，也有些研究显示，节能灯会降低脑中激素水平，例如血清素、去甲肾上腺素、多巴胺，所以有可能会引发抑郁、焦虑、恐慌。

相较于节能灯泡，LED 就好很多，也更省电，目前越来越多家庭改用 LED 灯泡。不过，如果可能，我建议最好选择全光谱白炽灯泡，所谓的白炽灯泡就是人类已经使用 100 多年的灯泡，靠钨丝发光，会散发红外线，但相当耗电。全光谱白炽灯泡很不容易购买，如果买不到的话，退而求其次买全光谱的 LED 灯泡也可以。

另外，晚上睡觉绝对不要开小夜灯。很多家庭有开小夜灯睡觉的习惯，理由是为了安全。但睡觉时只有保持全暗，眼睛才能休息，否则容易产生近视眼或其他问题。如果为了安全，可以选用自动感应的小夜灯，只有在要起床上厕所时，灯才会亮，而且要使用最小亮度，选择偏暗黄的颜色，才不会唤醒大脑。此外，灯光要向下，不要直射眼睛。

至于需要晚上值班、照顾小孩或熬夜赶报告的人，最好使用红光或琥珀色的光源。红光不会抑制褪黑素的分泌，也不会唤醒大脑或刺激肾上腺素分泌，却有足以照亮环境的亮度。我最近就把床头灯改成红灯，万一半夜起来要看手机或文件，也不会因为唤醒大脑而睡不着。

2. 善用物美价廉的电暖器（小太阳）

我在美国的诊所中使用医疗级远红外线照射器已达 20 年之久，但我发现大卖场贩卖的红外线电暖器（也就是我常说的“小太阳”）物美价廉，而且照射面积大、光线足够，所照射出的红光和红外光可穿透皮肤约 1.5 厘米，到达脚底和手掌中的血管网络，让所有的毛细血管活化起来，对治疗寒性体质引起的风湿痹痛、自主神经失调、肾上腺疲乏、甲状腺功能低下、虚证高血压、失眠，都有立竿见影的效果，长期使用还可调理体质。

2019 年我生了一场主流医学治不好的病，就是利用“小太阳”治愈的，所以我深感它的威力与便利。我连续 3 个月每天用它烤涌泉穴，把自己治愈后，感觉好像脚底装了引擎，在地铁站爬楼梯时，完全不费力就跑上去，一点都不想搭乘电梯，而当我身体有问题时，爬三级楼梯都觉得困难。

为什么要烤涌泉穴？只要看过王唯工教授撰写的《气的乐章》一书，就会知道脚底的血管网络有多重要了。对很多体弱多病的人来说，血液从心脏流到脚底，就已没了能量，如果在末梢给它光照，就仿佛让血液又从脚底活了过来。所以，用小太阳来烤涌泉穴，就像在脚底装了第二颗心脏。

这种电暖器在很多大卖场和电器行都有贩售，经济实惠、效果很好。虽然有些卖医疗仪器的厂商曾经批评这种电暖器只能散发近红外光，而没有远红外线，但根据我个人的经验，这样的机器已经很好用了，因为它可自由调节热力和高度，人人都可居家使用，而不用去诊所。

还有一个重点是，阳光不是随时都有的。在湿冷的冬天，有时候可能连续几周都照不到太阳，而在某些有空气污染的地区，有太阳也没用，因为都被雾霾挡住了。这时这种人造小太阳就可以派上用场，24 小时随开随用，而且其中几乎没有紫外线，只要挑选碳素灯而非卤素灯，就没有不必要的电磁波，可以放心享受红光和红外线的好处。

我们可以在睡前使用小太阳。躺在床上，盖好被单，将露出的双脚摆在床沿，然后把小太阳摆在距离脚底 30 厘米处，以较小的档位照射，定时 15～30 分钟。开始烘烤后，我们会觉得很放松、很舒服。每次我使用小太阳烤涌泉穴或照射寒冷部位后，那种通畅感和活力，用笔墨实在难以形容。

3. 睡前 3 小时避开蓝光

顾名思义，蓝光就是可见光里偏蓝色的部分。蓝光有抑制大脑松果体分泌褪黑素的效果，如果在晚上使用日光灯、电视机、电脑、手机，会让大脑误以为还是在白天，人会比较兴奋，晚上也睡不好。

为了解决这个问题，市场上出现了防蓝光眼镜，手机和电脑屏幕也可以设定成天黑以后自动切换成无蓝光的模式。不过，我的近视眼镜用了几年的防蓝光镜片之后，最近改成无防蓝光镜片，因为我觉得白天还是需要蓝光的，只要在睡前 3 小时在镜片外挂防蓝光镜片就可以了。

4. 适度照射红光

如前文所述，红光或红外线可以活化线粒体，适度照射可以改善健康。我建议的照射方法是，起床后 3 小时内，每周 3 分钟，或是每周 3 次，每次 1 分钟，眼睛所照射到的亮度大约为 $8mW/cm^2$。如果眼睛痛或想要避开，那就表示红光太强。一种科学的方法就是在手机上下载亮度计，我用的 App 是免费版的“Light Meter”，然后参考杰弗里教授的研究报告，把光源调整到所需亮度就可以了。

当然大家也可以自制，最简单的方法就是去买红色灯泡，用它取代台灯的一般灯泡，或是买张红色玻璃纸，把它套在 LED 灯泡外面，切记不可套在传统灯泡上面，否则会烧焦。

以上两种红光设备没有热效应，如果要加上红外线，只要使用红外线电暖器就可以了。

结语

停止自残行为

我在乘坐飞机时，喜欢透过窗户俯瞰大地，从更高的视角看既熟悉又陌生的山河城乡，这常会让我有不同的感受。

我没去过外太空，听说航天员从太空遥望这个蓝色星球时，都会产生一股惆怅感。从外太空看起来，地球是那么宁静与美好，但当你回到地面上时，却会发现人与人之间，纷纷扰扰、忙忙碌碌，甚至充满冲突、欺骗。国与国之间，也常有战争，无辜的人因此伤亡。现代人为了便利与享受，污染了居住的环境，反过来也残害了自己，导致慢性病泛滥成灾，真正健康的只是人口中的少数。

精制高糖饮食造成越来越多的肥胖和慢性病

大自然多么美好，万物有时，井然有序，在奥妙中充满智慧。但现代人自作聪明，研发很多科技时并未考虑环保，也未考虑健康，只求利润与吸睛。饮食中充斥非天然的食材，只讲求快感与便利，导致发达国家肥胖率和“三高”疾病罹患率达历史新高。食品加工业的发达，大大改变了美国人的饮食内容，而麦当劳和超市更是把这些高度加工的精制高糖饮食带向全球各地。所以全球比较富裕的地区，肥胖和患有慢性病的人越来越多。

以上所述，是整个近代的疾病演化史，人类被误导了数十年，如今虽慢慢醒悟，但传统守旧力量仍在顽抗，以致利益导向的食品加工业、医药产业，以及沉浸在病态快感中的现代人，三方同时抗拒承认真相。

现代社会的“自残行为”非常普遍，这是我从飞机上看地球时的感觉，也因此，一股无能为力的惆怅感油然而生。食品加工业只是自残行为的冰山一角，在毒素、作息、情绪、运动各方面，我们现代人都深陷自残行为中，甚至就连“空气、阳光、水”等方面，我们也远离了自然。

遵守大自然规律，便可抑制疾病基因的表达

我认为，40 岁以后罹患的疾病，几乎都可归纳到代谢病中，也都和饮食造成线粒体的功能退化有关，最主要是碳水化合物吃太多，没有因为体能活动的下降而跟着减少摄取量，所以“三高”“四高”，甚至动脉硬化、退行性神经疾病、癌症纷纷悄悄酝酿。当然毒素的泛滥也占很大的比重，作息、运动、情绪也都会联合轰炸线粒体。

我以前常常思考：为何年纪越大，越容易罹患糖尿病、脑卒中、癌症、失智症等疾病？难道身体中有个生物钟，只要时间一到，这些疾病就会出现？不是的，科学界发现，身体中并没有衰老基因，只有长寿基因。反过来说，即使有疾病基因，也会受到表观基因组和线粒体功能的影响，只要不去启动这些疾病基因，积极维护线粒体的健康，人就可以活得很健康、很长寿。

我们可以说，现代人的很多毛病是自找的，原始人或野生动物并没有那么多健康问题，尤其慢性病并不普遍。100 年前的人类 10 大死因大多是传染病和难产，但现在都已变成慢性病，而且大多数与代谢病密切相关。而这些代谢问题，关键就出在线粒体失衡上。

野生动物很少生病，多数精力充沛、健康灵敏，只有在很老的时候，才会动作缓慢。但如果人把动物养在家里，喂它们吃人类的食物，那么动物就容易生病，甚至会出现和主人类似的疾病。我们只要将野生动物和居家动物加以比较，就可以看出饮食和生活形态对健康的影响。

换言之，只要我们离开大自然的规律，线粒体就会开始退化。本书最后，我做了一个表格（见表 14–1），总结一下，线粒体会被什么因素影响。

表 14–1　破坏或改善线粒体的因素

	破坏	改善
饮食	过量净碳→葡萄糖→果糖	清水断食、间歇性断食
	果糖→尿酸→活性氧自由基	低净碳饮食、限时饮食
	高热量饮食、高净碳饮食	生酮饮食、热量限制
饮食	高温烹调（煎、炸、炒）	抗氧化剂、解偶联剂、褪黑素、谷胱甘肽前驱物
	人工调味料、食品添加剂	中链脂肪酸
情绪	负面情绪	正面情绪
毒素	部分西药、毒品	活化肝肾排毒功能
	农药、化肥、部分抗生素	清水断食
	食品添加剂、回锅油	
	辐射、环境污染	

续表

	破坏	改善
运动	缺乏运动	耐力训练（第二区训练）
	过度剧烈运动	阻力训练（重量训练）
		身心运动（太极拳、八段锦）
		高强度间歇训练（HIIT）
作息	熬夜、失眠	良好昼夜节律
	日夜颠倒、上大夜班	足够的深层睡眠
空气	过敏原、挥发性有机物（VOC）	含氧量、负离子、植物杀菌剂
	空气污染（如PM2.5）	
	霉菌、细菌、病毒	
阳光	UVA、UVB（夜晚或过量）	UVA、UVB（白天适量）
	UVC	UVC
	蓝光（夜晚）	蓝光（白天）
		红光、红外线（日夜皆可）
水	污染水	纯净水
		抗氧化水

把疾病当作矫正机构，认清自己做错了什么

很多问题要提早处理、及早预防，不能贪图便利而粉饰太平。我再强调一遍，大部分中年之后产生的疾病与代谢有关，如果你可以搞定代谢病，就可以避免在中老年产生严重的疾病，影响生活质量。

我们现代人在“影响健康的五大因素”方面日夜不停地摧残

线粒体，或者说得更精确一点，通过开启“肥胖开关”，启动一连串的代谢机制，让我们产生一些症状，却又不悬崖勒马，不懂得通过断食或净碳饮食，来关闭这个“肥胖开关”。其实，只要让细胞运作尽量回转到 AMPK 途径，很多问题就会逆转。

换句话说，年纪越大，越要重视线粒体健康。由于线粒体的观念比较新，目前线粒体的功能性检测还不是很普及，希望不久的将来，有简便的抽血方式可以使用，让每个人可以居家监测自己的线粒体质量与数量，并在实施正确疗法时，定期做检测，以确定疗效。

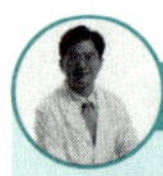

陈博士小讲堂

生病是一种祝福，让人谨守本分

人为什么会生病? 这个问题我想了 50 年，我认为生病的原因就是“做错事”，所以我的第一本书就叫作《吃错了，当然会生病》，如果我们不清楚生病的原因，就很难去治疗。但我要强调一下，这个“做错事”，有可能是自己做错，也有可能是别人做错，如图 14-1 所示。

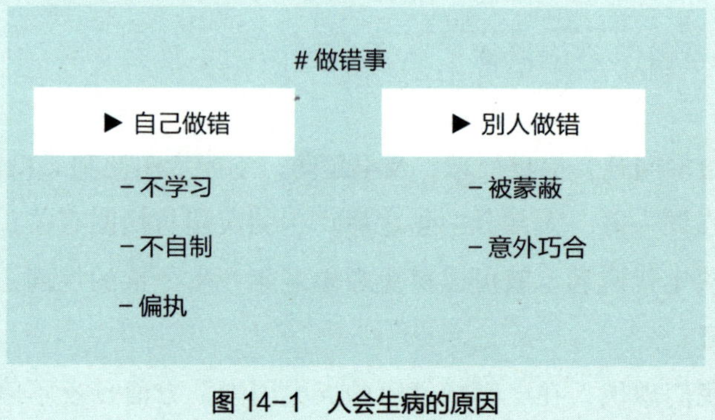

图 14-1　人会生病的原因

如果你因为不学习、没有正确的观念而乱吃乱喝、不好好睡觉，当然会生病。如果你明知故犯，自制力很差，明知垃圾食品对健康无益，农药化肥对身体不好，高糖饮食和抽烟喝酒一样会上瘾，却一意孤行，知行不合一，那么当然要承受生病的后果。

另外，有些人因为偏执，意识形态很难改变。爱因斯坦说过，“要打破一人的偏见，比崩解一个原子还难”，就是这个意思。例如，有些人非常相信主流，认为所有的中医或另类疗法都是骗人的，在得了重病之后，只愿意接受主流疗法，不愿意征询其他人的意见，其实，说不定在另一种医学专业里，这种疾病是很容易处理的。当然也有人盲从另类疗法，只要一个小手术就可移除病灶，却宁死抗拒。不管如何，偏执的结果常会让人丧失宝贵的痊愈机会。

别人做错，有时我们也要付出代价，例如黑心食品或环境污染，是厂商为了私利，缺乏公德心，罔顾大众健康，结果消费者误吃毒素，摧残了身体，承受无尽痛苦。有时是一些医疗疏忽，患者无辜，却要承受痛苦。在知识爆炸的时代，网络信息唾手可得，却有很多消息误导大众，甚至主流卫教很多的观念，从我们临床上的角度来看，还有很大的改善空间，如果尽信，损失的也是自己。很多慢性病的西药治疗，其实只是控制症状，不能治疗疾病，而且很容易出现副作用。我在过去的著作、在线课程、健康百科中，反复厘清每种疾病的成因，目的就是找出有效对策，真正治愈疾病。

别人做错的事，真的是防不胜防，我们只能尽量启动敏锐感官、丰富正确知识，不要被蒙蔽了，否则吃亏的是自己。有时，别人也不是故意的，但意外就是发生了，对于这种难以避免的伤害，我们只能祈求上天的怜悯了。

大自然有一定的规律，一旦违反，就要付出代价，不管这个违反是不是你自己造成的。大部分人生病是自己先做错，自然规律让人知道什么该做、什么不该做，也就是我常说的，生病是一种祝福，让人谨守本分。

宇宙的主宰，绝对不是人类，违反自然规律，就会被管教。爱因斯坦说过：“在上帝面前，我们都一样聪明，也都一样愚蠢。”这句话的意思是，人类不要自作聪明，要学会谦卑、尊重自然规律，如此，才能在短短的人生旅程中，确保平安健康，享受生命的美好，发挥潜力，不虚此行。你觉得呢?

陈博士说健康系列

这套书由美国自然医学医师、营养医学领域开创者陈俊旭博士所著，涵盖了治疗过敏、发炎、解读体检报告、修复线粒体和践行低糖生酮饮食等多个健康领域。书中不仅深度剖析了这些健康问题的成因与危害，更提供了科学实用的解决方法和建议。

陈博士精通中西医和自然医学，拥有极丰富的临床经验，为读者带来了全新的健康理念和生活方式。无论你想摆脱过敏困扰，还是改善慢性发炎、逆转慢性病，抑或是解读体检报告、科学减重，这套书都能为你提供有力的帮助。

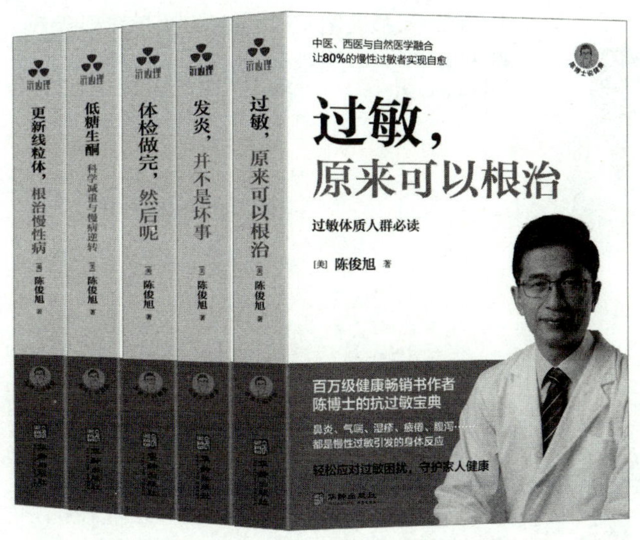

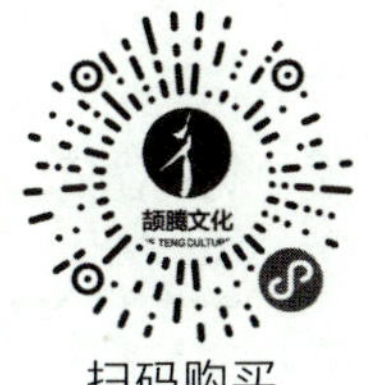

扫码购买

陈博士说健康系列

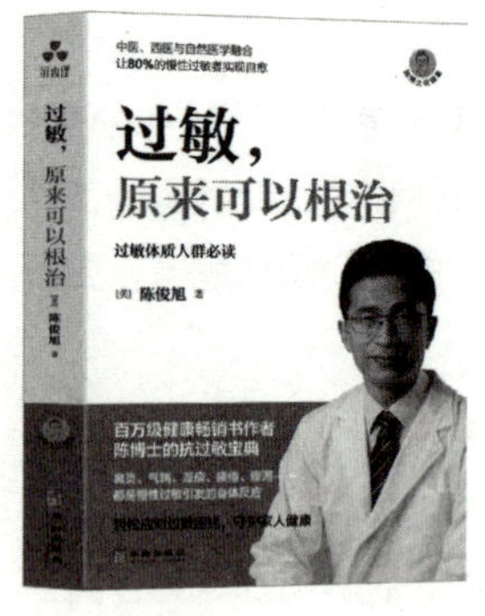

一到春季就过敏，如何防护和治疗？

24 个陈博士小讲堂 +20 个陈博士防敏绝招，教你用对方法阻断过敏，轻松应对过敏困扰，守护家人健康。

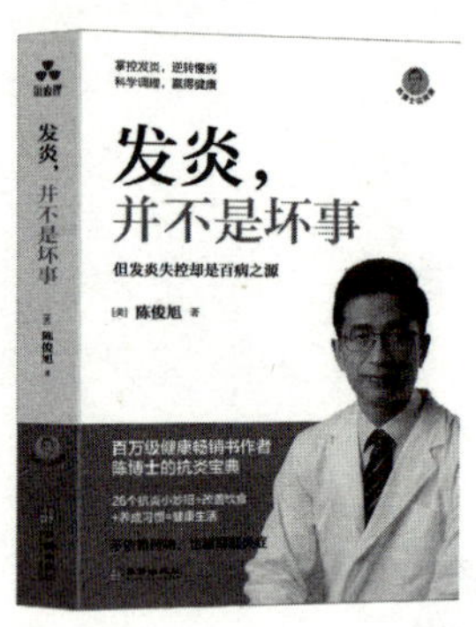

身体发炎怎么办？如何有效管理和治疗？

1 个抗发炎概略图 +1 个慢性发炎指数调查表 +26 个抗炎小妙招，教你不依赖药物，也能抑制炎症。

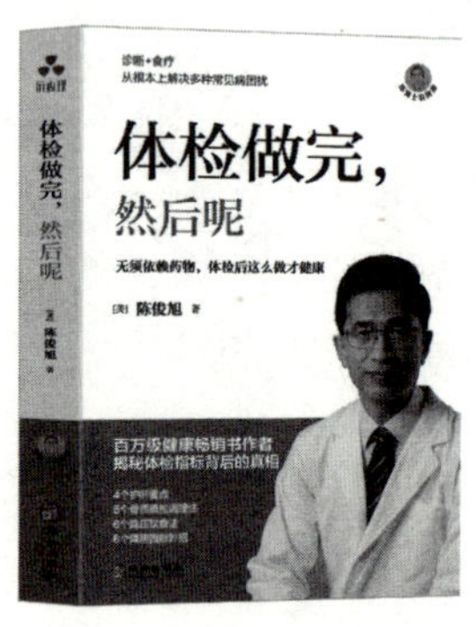

体检报告怎么解读？因长期打针吃药而疲惫不堪？

4 个护肝要点 +5 个骨质疏松调理法 +6 个降压饮食法 +8 个降胆固醇妙招，让你无须依赖药物，从此告别健康困扰，拥抱美好生活。